KB209774

암은 재생에 실패하여 재생하려는 질환이다

암에 대한 재해석과 치료

마인드큐브 책은 지은이와 만든이와 읽는이가 함께 이루는 정신의 공간입니다.

암은 재생에 실패하여 재생하려는 질환이다

암에 대한 재해석과 치료

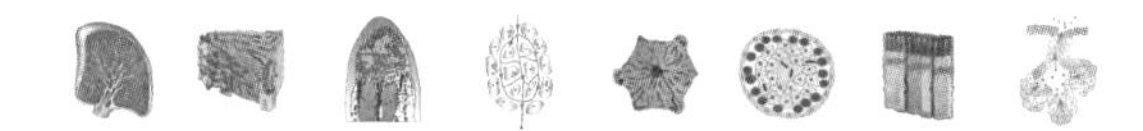

- 서문 -

암은 재생에 실패하여 재생하려는 질환이다

1. 암은 하나의 모순이다

암을 '재생에 실패하여 재생하려는 질환'으로 해석하려는 관점은 암을, 암도 하나의 '모순'으로 보고자 하는 철학적인 입장이 관철된 것이다. 어떠한 질환이나, 그 질환에 대응하는 인체의 반응은 순수하게 병리적인 현상만으로 간주될 수 없다. 병리적이면서도 동시에 생리적이며 생리적이면서도 동시에 병리적인 현상이다. 생리적인 반응이 우세하여 병이 낫든지 병리적인 반응이 득세하여 병이 심해지든지 아니면 양 반응이 밀당하면서 만성으로 되는 것이다.

안타깝게도 현대의학에서 암세포는 아주 조금이라도 생리적인 주체로서는 인식된 적이 없으며 100퍼센트 순수하게 병리적인 대상일 뿐이다. 하지만 암세포가 정상 세포와 닮은 생리적인 분화의 정도가 높아

질수록 증식, 전이, 침윤하는 병리적인 정도는 더 낮아진다는 사실에서 암세포가 병리적이면서도 동시에 생리적인 주체라는 걸 확인할 수 있다. 더 놀라운 사실은 암세포가 증식, 전이, 침윤하는 병리적인 결과조차도 젖샘이나 담관, 위벽이나 기관지와 같은 조직이나 기관을 재생하고자 하는 생리적인 원인에서 비롯된다는 점이다.

암세포를 병리적인 대상으로만 인식하기 때문에 암세포가 역분화, 증식, 전이, 침윤하는 과정을 우리 몸이 왜 허용하거나 도와주는지를 이해할 수 없고 간악한 암세포의 농간이거나 무능력한 면역계의 실패로만 여기게 된다.

2. 암은 발생학적 사건이다

재생에 실패한 젖샘이나 담관, 위벽, 기관지 같은 조직을 복구하거나 재건하기 위해서 젖샘 세포, 담관 세포, 위 점막 세포, 기관지 상피세포 등은 유방이나 담도, 위나 허파가 생겨나기 전의 배아기embryo(胚芽)나 태아기 시절의 모세포(전구세포나 줄기세포)로 되돌아간다. 딸세포가 모세포로 역분화dedifferentiation하는 것이며 이는 70퍼센트를 떼어내고도 재생하는 간의 세포가 생리적으로 이용하는 방법이기도 하다.

적혈구와 혈소판, 여러 가지의 백혈구가 한 종류의 조혈모세포에서 만들어지듯이 여러 가지의 세포로 구성된 조직이나 기관도 하나 또는 소수의 모세포가 분화하여 그것을 만들어 낸다. 재생에 실패한 조직이나 기관을 새롭게 발생시키기 위하여 해당 세포가 발생과정을 거슬러 되돌아가 재발생을 시도하는 게 암이라는 질환이다.

실험실이 아니라 자연에서는 재생하려는 모세포가 되기 위하여 역분화, 증식, 전이, 침윤할 필요성으로 유전자를 변이시키거나, 선천적인 암 유전자를 발현시키는 것이지, 이와는 반대로 유전자가 변이되어서 암세포로 되는 것이 아니다. 다세포 개체의 모든 체세포는 다 똑같은 유전자를 가지며 위치와 자극에 따라서 유전자를 달리 발현시킬 뿐이다. 세포나 바이러스가 유전자를 이용하는 것이지 '이기적 유전자'가 세포나 바이러스를 지배하는 것이 아니다. 실험실의 초파리 알에서 다리로 발생될 곳에다 눈 유전자를 발현키면 다리에서 눈이 생겨나지만 자연에서는 다리에서 눈 유전자가 발현될만한 자극은 받지 못하며 오히려 억제된다.

돌연변이 유전자 때문에 암세포가 생겨난다는 '유전자 결정론'으로는 유전자가 왜 변이하는지 이해할 수 없으며 그만큼 암을 치료하는 데에도 한계에 부딪힐 수 밖에 없다.

3. 암은 신경계 질환이다

인간의 세포나 조직, 기관이 재생에 실패하여 암세포로 되는 대부분의 이유는 (교감) 신경계가 과도하게 항진하기 때문이다. 동물과 달리 식물은 제자리에서 먹고사는 독립영양생물이기 때문에 가성비가 좋지 못한 신경계와, 다양한 기관을 발생시킬 필요가 없으며 대신에 재생에 집중할 수 있고 그 능력도 뛰어나다. 식물과 달리 종속영양생물인 동물은 움직여야 살아남기 때문에 상황을 판단하는 감각신경과 상황에 대처하는 운동신경을 발생시킨 대신에 재생 능력을 포기하거나 재생의 기회가 밀려난다. 숨을 쉬고 피를 돌리는 것 말고는 신경계가 우선하며 호흡이나 순환조차도 '싸움-도피' 관계에 동원되어 소화, 비뇨, 면역, 생식 기능 등은 억제되거나 교란되기 십상이다. 고도로 복잡하고 경쟁이 심하며 24시간 업무나 SNS에 노출될 수 있는 사회에서는 더욱 그렇다.

유전자나 분자 수준에서 암의 원인을 밝히는 것만이 정밀한 의학으로 되는 것은 아니다. 유기체 안의 계통 간의 관계나 유기체 밖의 사회적인 관계가 분자나 유전자 수준에 영향을 미칠 수 있다는 사실을 이해하고 인정하는 것도 정밀한 의학인 것이다. 암에 걸린 것은 유전자나 세포일 뿐만 아니라 감정과 관계를 가진 사람이기 때문이다. 이점은 이론에 있어서만이 아니라 치료에 있어서도 대단히 중요하다.

4. 암은 소화계 질환이다

세포 교체가 활발하여 단 며칠 만에 세포를 재생시켜야 하는 소장에서는 세포분열이 훨씬 활발함에도 불구하고 다른 장기에 비해서 상대적으로 암 발생이 적은 이유 중 하나는 영양분을 직접 흡수하는 장기이기 때문일 것이다. 간의 재생 능력이 뛰어난 이유도 소화관에서 흡수한 영양분이 간문맥을 통하여 온전하게 흘러들기 때문일 것이다. 알에서 발생하는 조류나 파충류 등은 노른자를 자양분으로 삼고, 엄마 뱃속에

[그림 1] 자궁의 구조

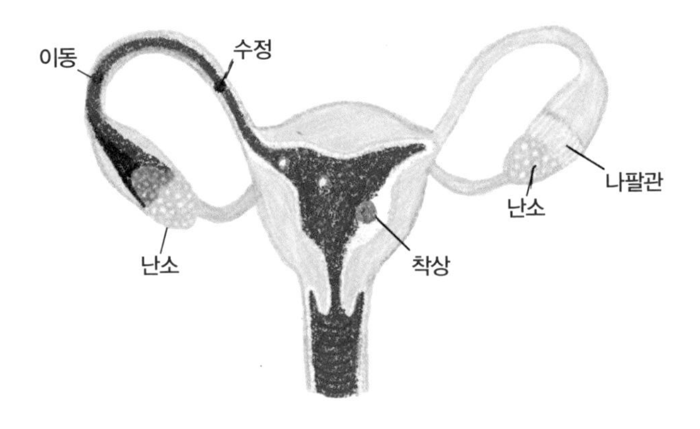

서 발생하는 포유류는 태반과 탯줄을 통하여 영양을 보급받기 때문에 하나의 세포가 안정적으로 발생을 거듭하여 조직과 기관, 계통을 가지는 새나 악어, 소나 사람으로 생겨날 수 있다. 제자리에서 영양을 해결하는 식물이 동물에 비해서 재생 능력이 뛰어난 이유도 보다 안정적으로 영양을 공급받기 때문일 것이다.

스트레스로 신경계가 지속적으로 또는 지나치게 항진되면 대체로 소화계의 활동은 억제되거나 교란되며 세포나 조직이 재생되는 데 도움을 주지 못한다. 음주나 흡연, 폭식이나 굶주림(다이어트, 불규칙적인 식사, 기아) 등으로 관련된 세포나 장기가 과로해도 소모되는 영양에 비해서 공급되는 영양이 적으면 손상을 복구하는 재생에 실패할 수가 있다.

혈관이나 림프관은 암세포가 전이하는 통로일 뿐만 아니라 영양과 면역이 보급되는 통로이기도 하기 때문에 제거하는 것만이 능사는 아니다. 사실 암세포는 고립되고 굶주려서 생겨나기 때문에 굶기고 태워서 암세포를 없애려는 방식은 암세포로 하여금 오히려 다른 부위로 침윤하거나 전이하도록 자극할 수도 있다.

사물이나 사건은 그 전개가 극에 달했을 때 자신의 본성을 보다 분명하게 드러내는데 말기암이나 전이암일 경우가 그렇다. 흔히 '전신에 암이 퍼졌다'고 하며 암세포나 암 덩어리가 온몸에서 자라나는데 마치 수정란이 착상하여 성장하는 임신 중의 자궁이 전신에 생겨난 형국과 같다. 태아와 유아(젖먹이)가 오롯이 엄마의 피와 젖으로 빚어지듯이 암도 혈액과 진액으로 성장하며 이러한 양분을 더 이상 제공해 주지 못하는 상황이 말기암, 또는 전이암이다. 정상적인 발생과정에서는 자신과 배우자의 생식세포가 접합하여 발생하는 태아(또는 유아)가 엄마와는 다른 몸, 다른 개체이기 때문에 영양공급에 실패하면 태아나 유아가 사망하여 발생을 멈춘다. 하지만 암은 자신의 체세포에서 기원하는 병적인 재생과정이며 암세포와 인체가 한 몸, 하나의 유기체이기 때문에 양분을 제공해 주지 않더라도 따로 떼어지지 않는다. 이러한 모순을 해결하는 최적의 방법은 (암세포가 아니고) 암세포가 하고자 하는 바(세포나 조직, 기관을 재생)를 할 수 있도록 우리 몸을 돕는 것이며 시간을 벌어 몸이 버틸 수 있도록 하는 것이다.

소화 계통을 한의학에서는 비위(脾胃)라고 하며, 비위의 기능을 유지하여 인체에 영양을 공급할 보급품과 보급로를 잃지 않고 확보하는 일이 암을 치료하는 데에 결정적으로 중요하다. 촛불이 꺼지는 이유는 바람 때문만이 아니며 더이상 탈 초가 없으면 촛불도 더이상 일렁일 수가 없는 것이다. 소화계통이 견디어 주면 암에 버티어 살아날 도리가 있으며 소화계통이 견디지 못하면 버텨서 살아날 도리가 없으니 한의학에서는 "위기(胃氣가) 있으면 살고 없으면 살지 못한다(有胃氣則生 無胃氣則死)"고 했다.

5. 면역계는 신경계와 소화계에 의존한다

암은 면역학적 사건이기도 하다. 하지만 면역계가 암세포를 제거하지 못해서 암이 생겨나는 것이 아니다. 여왕벌이 산란을 하거나 새가 알을 낳으려면 벌집이나 새집, 그것도 안성맞춤한 집이 있어야 하듯이 모세포도 정상적인 조건에서라야 딸세포로 분화할 수 있다. 잦은 손상과 만성 염증으로 분화할 세포 주위의 바닥막(기저판)이나 혈관, 림프관, 신경 등이 복구되지 못해 정상적인 딸세포로 분화할 수가 없어서 암세포로 되는 것이다. 화재나 교통사고 현장에 소방차, 구급차, 렉카차 등등이 진출입로를 확보하지 못하고 사고 현장을 수습하는 데에 실패하여 2차 사고나 더 큰 사고가 발생하는 경우와 같다. 엄마 뱃속에서 태아는 없는 기관을 처음으로 만드는 발생을 하지만 태어난 뒤에나 성인기에는 있는 기관을 끊임없이 재생해서 써야 한다. 손상-손실된 부분을 재생하려면 염증 반응이 있든 없든 면역계가 개입해야 하므로 '재생에 실패하여 재생하려는 암'도 면역학적 사건이 되는 것이다.

면역계를 억제하거나 교란하는 가장 강한 힘이 신경계에서 전달되므로 과항진된 신경계를 안정시키면 후순위로 밀려난 면역계가 제자리를 찾는다. 우리 몸에서 가장 큰 림프절인 비장은 면역기관이면서 소화기관이다. 소화계로부터 보급품이 전달되면 면역계가 활력을 되찾는다.

6. 한의학과 한약은 암치료에 도움을 줄 수 있다

동물은 본질적으로 다른 생명을 먹이로 하여 자신의 생명을 유지한다. 어떤 나무나 숲은 회귀한 연어 떼의 사체를 거름 삼아 무성해지기까지도 한다. 한약재인 황기의 유전자는 사람의 그것과 많은 부분이 유사하며 동물인 자라라면 더욱 그렇다. 그들의 힘이나 능력을 빌어서 사람의 질병을 치료하려는 방식은 유전학이나 발생학과 배치되지 않으며 도리어 그러한 학문의 내용을 풍성하게 해줄 수가 있다. 생명과 마찬가지로 학문도 궁극적으로는 관계와 교류의 산물이다. 독자적으로는 생겨나거나 발전할 수 없다. 병원에서 가장 많이 쓰는 내과니 외과니 진단이니 처방이니 하는 말이나 개념도 실은 한의학 용어를 빌려 쓴 것이다. 현미경 수준에서, 분자 수준에서 사물을 이해할 수 있는 현대의학의 힘을 빌린다면 한의학은 더욱 발전할 것이고 의학은 더욱 풍성해질 것이다. 수술, 항암, 방사선 이외의 무기를 하나 더 갖게 되는 셈이며 무엇보다도 환자를 위하는 일이 될 것이다.

7. 암 연구 방법론

1905년 아인슈타인이 '빛은 입자이기도 하다'는 광량자(光量子)설을

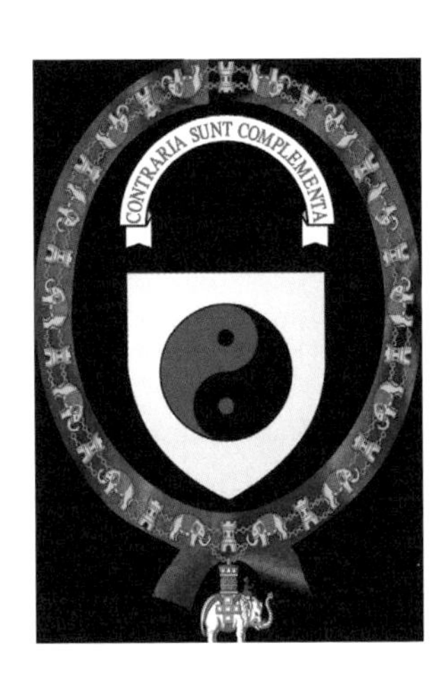

[그림 2] 양자역학의 창시자 중의 한 명인 닐스 보어가 걸었다는 음양문양

발표하기 전까지 물리학계에서 빛은 파동으로만 간주되었다. 또 나중에 "시간은 절대량이 아니라 공간에 의존하는 상대량이며 공간은 질량에 의존한다"는 '상대성 이론'을 발표하여 노벨상을 두 번 받았다. 한 기자가 "어떻게 그러한 업적을 이룰 수 있었나요?"라고 묻자 그는 자신이 "변방에 있었기 때문이었다"고 회고한다. 당시 과학계의 중심인 영국, 프랑스, 독일이 아니라 변방인 스위스, 그마저도 연구소가 아닌 특허국의 직원으로 일하고 있었기 때문에 주류의 흐름과는 다른 발상을 할 수 있었다고 말이다.

내가 감히 거장과 비교하려는 것은 아니고 의사도 아닌 한의사, 그마저도 변방에서 자유로운 발상을 할 수 있었다는 점을 밝히며 감사한다.

현대물리학은 양자역학으로 대변되는데 닐스 보어 등이 주도한 '코펜하겐 해석'을 거치면서 자리를 잡았고 '다세계 해석', '서울 해석' 등

등으로 여전히 발전하고 있다.

> 비직관적인 양자역학을 적절한 해석을 통해 직관적으로 이해하려는 시도를 양자역학의 해석 문제라 한다. 따라서 이는 ... 철학의 영역에 가깝다.
>
> **(나무위키에서 인용)**

나는 현대 과학과 의학이 밝혀낸 다양한 사실fact들을 해석하고 재해석하며 생리학, 병리학, 세포학, 조직학, 유전학, 면역학, 신경학, 내분비학, 발생학 등등과 한의학을 연결하여 암이라는 질병의 본질에 다가서려고 했다. 대가들의 방법을 흉내 내려고 했다기보다는 달리 방법이 없었다.

8. 암에 대한 소회

1990년 겨울에 둘째 형이 췌장암으로 생을 마감했다. 나와는 띠동갑인데 당시 형의 나이 서른 여섯이었다. 나는 서울구치소에 갇혀 있었고 형도 1970년대에 유신헌법과 박정희 정권의 통치에 반대한다고 학교에서 제적당하고 옥살이를 한 경험이 있었다. 가족들은 당연히 나보다는 형을 걱정했고 천 리 길을 달려 면회를 오신 아버지는 희망의 끈을 잃은 모습이었지만 나를 위로하고 돌아서셨다. 또 기억나는 건 초등

학교 저학년이었을 텐데, 집 뒷산 꼭대기에 있는 콩밭을 매다가 밭으로 배달된 전보 한 장을 받아 쥐고는 얼굴이 흙빛으로 변한 채 황망히 집으로 내려가던 모습이다. 설마 아니 왔으면 좋았을 것을 시국이 하 수상하여 당신께도 오리라 예견을 하였을까. 나는 나중에 알았지만 형이 '긴급조치 9호' 위반으로 구속되었다는 소식이었다.

2017년 복수가 차고 황달에 출혈이 나는 간경화를 앓으면서 이런 장면이 떠올라 부모님 가슴에 나까지 묻힐 수는 없다고 다짐하곤 했다. 다행히 나는 많이 좋아졌지만 아버지는 2024년 올해 우리 곁을 떠나셨다.

나의 영웅이자 스승인 아버지와 형의 영전에 이 책을 바친다. 어려운 시절, 농사만으로 7남매를 키워낸 부모님과 형제들, 특히 둘째 누나 내외의 도움이 없었다면 한의대를 갈 수 없었을 터이고, 아내의 뒷바라지 없이는 졸업을 하지 못했을 것이다.

졸작을 흔쾌히 받아 준 마인드큐브 대표 이상용 님께도 감사드린다.

암은 병기나 전이 여부를 떠나 그 자체만으로도 치료하기가 쉽지 않은 질환이다. 현재의 몸 상태로는 더 이상 재생할 방법이 없어 강요된 자기부정적인 몸부림이기 때문이다. 암으로 고생하는 분들이 부디 쾌유하기를 빈다.

2024년 11월

윤성현

암에 대한 재해석과 치료

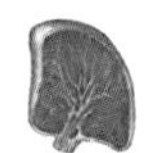
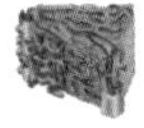
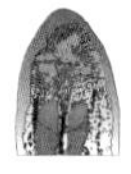
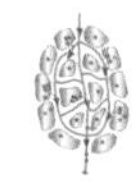
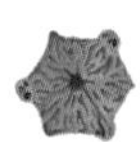
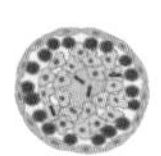
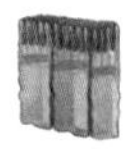
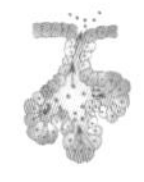

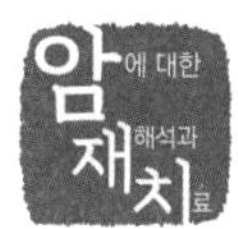
암에 대한
재해석과
치료

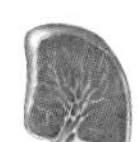 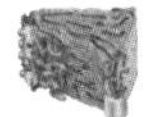 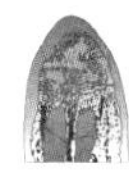 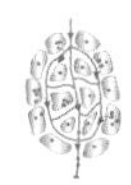 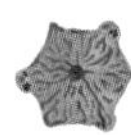 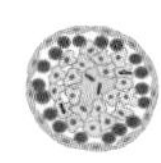 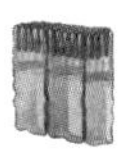 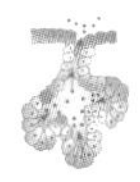

1.
암 치료의 현실 혹은 진실

암 치료의 현실 혹은 진실을 깨닫고자 책 〈퍼스트 셀〉의 내용 중 관련 내용을 길게 인용하여 소개한다. 아즈라 라자가 썼고 전영인이 옮겼으며 '월북'에서 펴냈다. 주로 미국의 현실을 다룬 책인데도 이 책을 선택한 이유는 2019년에 쓴 비교적 최근의 기록이라는 점 때문이다. 또 40년간 종양을 연구하고 치료한 전문가의 발언이라는 이유도 있다. 그렇지만 무엇보다도 환자와 그 가족의 고통과 슬픔을 함께하려고 하는 사람이자 의사로서의 모습에 깊은 감명과 가르침을 받았기 때문이다.

> 수천 명의 암 환자를 만난 … 내 치료와 연구 분야는 골수형성이상증후군MDS, myelodysplastic syndrome으로 알려진 골수전백혈병preleukemic 단계다. 나는 급성 골수성백혈병AML, acute Myeloid Leukemia(이하 AML)을 다룬다. 골수형성이상증후군 환자 3분의 1이 AML로 진행된다. AML의 치료 지형은 지난 50년 동안 그리 크게 변하지 않았다. 흔히 접하는 암 대부분이 그렇지만 말이다. 조금의

변화가 있었지만, 수술과 화학요법과 방사선요법으로 구성된 기본적인 치료 계획은 그대로다. 암을 치료한다면서 몸을 베어내고 독을 주입하고 태워 버리는 것이다. 당황스러운 노릇이다. 이 상황이 당황스럽다는 사실을 거만하게 부인하는 것 또한 당혹스럽기는 마찬가지다. 의료계는 기술이 진보했다며, 또 동물 모델에서 암을 치료하게 되었다며 공공연하게 선전한다. 마치 이런 성공이 인간의 질병과 무슨 관계라도 있는 것처럼 말이다. 암 환자가 몇 주 정도 더 생존하도록 한 일을 두고 판세를 뒤집는 '게임 체인저'라고 부르기도 한다. 이렇게 장밋빛 선언을 해봤자 상황은 환자 쪽에 너무나 불리하다. 암과의 전쟁에서 승리하고 있는 사람은 아무도 없다. 이러한 과장 광고는 반세기 전이나 지금이나 여전하다. 수사법도 똑같고 잘난 척도 똑같다.

암 치료는 한 세기 전에 원시적인 수준이었다. 훗날 역사가들은 우리가 앞으로 50년 동안 할 일에 대해서도 똑같이 평가할 것이다. 우리는 마치 신이라도 된 듯 위대한 기술적 진보를 이루어냈다고 자랑한다. 유전체를 솜씨 좋게 편집할 수 있고 유전자를 원하는 대로 켜고 끌 수 있게 되었으니 말이다. 하지만 이에 비해 암치료는 대부분의 분야에서 구석기시대와 달라진 게 없다. 암 연구 분야가 진보하지 않았다는 뜻이 아니다. 문제는 치료 분야에서 진보가 거의 없다는 것이다. 지난 50년 동안 암 생물학을 엄청나게 성공적으로 이해하게 되었다고 주장하는 연구 논문 수백만 개를 우리는 왜 이용하지 못할까? 40년 동안 나는 마법처럼 암을 정복할 날이 멀지 않았다는 열정적이고 한결같은 예측을 들어왔다. 종양유전자, 종양억제유전자, 인간의 유전체와 전사체, 면역체계에 대한 더 나은 이해를 통해 혹은 종양으로 가는 혈액의 공급을 차단하는 방법을 통해 암을 치료할 수 있다는 얘기였다. 하지만 이 대부분의 방법은 병상의 환자를 치료하는 일에 완전히 실패했다. 암 생물학에 대한 지식과 이 지식을 사용하여 환자에게 이득을 주는 능력 사이의 간극은 믿기 어려울 정도로 크다.

(23~24쪽)

혈액암과 고형암은 궁극적으로 같다는 사실을 짚고 넘어가자('15.암은 왜 전이하는가?' 참조). 어쨌든 40년간을 현장에서 활약한 종양 전문의가 '과거 50년간 암 치료 현실은 달라진 게 없었으며 앞으로 50년도 기대할 게 없다'라고 하는 고백과 고발은 충격적이다.

저자는 먼저 달라진 게 없는 수술, 항암, 방사선이라는 기본 치료법과 암 환자가 암 치료법 때문에 무너지는 현실에 당황한다. 동물 모델에서 성공하더라도 인간을 치료하는 것과는 아무 관련이 없다고 단언하며 몇 주간 생명을 연장할 뿐인 '게임 체인저'를 과장되게 광고하는 이권 카르텔을 고발한다. 상황이 환자 쪽에 너무나 불리하다고 안타까워한다. 학문적으로는 엄청나게 성공적으로 암을 이해했다고 주장하지만 치료 현실에서는 엄청나게 실패하고 있는 현실을 고백한다. 실패를 인정하지 않고 부인하는 현실도 고발한다. 신이라도 된 듯 기술이 진보했다고 자랑하지만 치료에 있어서는 돌도끼일 뿐 구석기시대와 비교하여 달라진 게 없는 진실도 묘사한다. 결국 대부분의 방법은 치료에 완전히 실패했으며 암에 대한 지식과 암을 치료하는 간격이 믿기 어려울 정도로 크다고 거듭해서 고백하고 고발한다.

이렇게 암을 제대로 이해하지 못한 데서 생기는 오류는 지금보다 훗날에 더 많은 해를 끼치게 될 것이다. 관련 자료에 따르면 2018년 전 세계에서 1,800만 건의 암이 진단되었고 약 절반에 해당되는 건의 환자가 죽어가고 있다. 미국암협회는 세계 인구가 늘어나고 고령화되기 때문에 2030년까지 암 진단은 2,170만 건으로 늘어나고 1,300만 명이 사망하며 국제적 부담이 늘 것이라고 본다. 자주 언급되는 통계에 따르면 암 사망률은 미국에서 1980년에서 2014년 사이 20퍼센트가 감소했다. 1980년에는 10만 명 당 240명이 사망했지만 2014년에는 10만 명 당 192명만 사망했다. 이러한 감소 추세는 치료법이 개선되었기 때문이 아니다. 조기 발견이 늘고 흡연율이 감소해서다. 반면 특정 악성종양으로 인한 사망률 증가는 충격적이다. 미국 전역을 봐도 그렇고 특정 집단 및 지역만 따져봐도 그렇다. 간암 사망률은 전국적으로 1980년부터 2014년까지 88퍼센트 증가했다. 여성에게 치명적인 유방암, 남성의 전립선암 그리고 췌장암, 결장암, 직장암 사망률도 사회적 – 경제적으로 열악한 집단 및 비만율이 높은 빈곤한 지역에서 증가했다. 심지어 미국 전역에서 10만 명 당 8명의 사망률을 꾸준히 기록하고 있는 림프종은 오하이오와 웨스트버지니아, 켄터키의 소규모 집단 내에서는 사망률이 74퍼센트까지 증가했다.

(30~31쪽)

기존의 연구 플랫폼을 답습하거나 유전적으로 조작된 동물들로 훨씬 더 인공적인 체계를 만들어 이용하는 한 더 나은 약을 찾고자 하는 바람은 헛된 일이다. 뇌를 해부해 의식을 발견하기를 바라는 것만큼이나 현실성이 없고 소용없는 짓이다. 그런데 이런 방식으로 항암제를 50년 동안 개발해왔으니 이제는 기존의 임상 전 모델을 다시 검토하고 수정해야 하는 것은 아닐까? 그렇지 않다. 그 전략은 이제 완전히 포기하는 게 낫다.

(32~33쪽)

(이런 나의 판단과 주장에 대해서) 종양학계와 과학계의 동료들이 반대하는 목소리가 내 귀에 들리는 것 같다.

아마 첫 번째 반대 의견은, 오늘날 과학이 모든 암의 68퍼센트를 치료할 수 있는데 내가 그 사실을 무시하고 있다는 지적이리라. 하지만 그 성과의 대부분이 수술과 화학요법, 방사선요법으로 이미 수십 년 전에 성취된 것이다. 최근의 진보는 주로 조기 발견을 통해 암 사망률을 낮춘 덕분이다. 전이성 암 치료에서는 의미 있는 진보가 없었다. 흥미롭고 박수갈채를 보낼만한 예외가 하나 있긴 하다. 면역요법이 새롭게 도입되었다는 사실이다. 두 명의 훌륭한 과학자, 제임스 P. 엘리슨과 혼조 다스쿠는 이 분야의 선구적인 연구로 2018년에 노벨상을 수상했다. 그들의 획기적인 연구 덕분에 가망 없는 폐암, 흑색종, 림프종, 급성림프구성백혈병을 앓는 환자 다수가 예측 기간보다 더 오래 생존한다. 심지어 소수는 병이 나았다. 대단한 일이다. 하지만 면역요법과 같은 접근은 보편적인 치료법이 아니고 지금으로서는 환자 극소수에게만 도움이 된다. 일단 세포 치료는 돈이 아주 많이 든다. 그리고 암세포를 아주 효과적으로 죽이기 때문에 최악의 경우에는 심각한 부작용이 일어날 수도 있다. 암세포 수십 억 개가 갑자기 동시다발적으로 죽으면 종양 부담 tumer burden*이 아주 높은 사람에게 치명적인 독성을 초래한다. 사이토카인 폭풍**은 간과 폐에 손상을 주며 세포 파편은 신장을 막을 수도 있다. 마지막으로, 작지만 그냥 넘길 수 없는 비율인 7~30퍼센트 정도의 환자가 이유를 알 수 없는 종양 재발을 경험하는데 그 결과 질병이 되레 빠르게 진행될 수 있다.

반대 의견을 하나 더 예측해 본다. 임상 종양 전문의들은 늘 이렇게 말할 것이다. "지난 25년 동안 여러 종류의 암에서 생존 기간이 늘었다. 유방암과 전립선암, 만성골수성백혈병 및 만성림프구성백혈병 환자는 사실상 암으로 죽는 대신 암과 함께 살아가게 되었다. 수십 년 동안 전망이 가장 암울하던 폐암마저 환자의 생존 기간이 길어지고 있다. 비용은 많이 들어도 말이다. 적어도 열 가지에서 열두 가지의 표적 적합 돌연변이가 있고 추가로 20~25퍼

* 체 내의 암세포 수, 종양의 크기 또는 암의 양을 뜻한다.

** 외부에서 침투한 바이러스에 대항하기 위해 인체 내에서 면역작용이 과다하게 이뤄지면서 정상 세포까지 공격하는 현상이다.

센트의 환자는 면역요법에 반응한다." 나 또한 동의한다. 당연히 기술은 여러 분야에서 발전했다. 그런데 … 의사들은 … 치료를 받아서 얼마 동안이라도 이득을 본 소수의 환자에게만 관심을 가진다. 하지만 이득을 보기는커녕 치료를 받으면서 평생 모은 돈을 쓰고도 독성에 괴로워하는 환자 다수를 생각해야 한다.

(36~38쪽)

치료가 효과가 없으면 보통 '이 환자는 약에 맞지 않았다'라고 한다. 약이 환자에 맞지 않았다고 표현하지 않는다. 이는 의미의 왜곡이다. 임상 시험을 할 때 병상으로 오는 것은 환자가 아니라 약이다. 성공 기대감이 고작 5퍼센트라고 해도 말이다. 약이 이득을 줄 가능성을 알아내는 데 쓰인 임상 전 연구 자료는 임상 환경에서의 실제 효과를 예측할 수가 없다.

현재의 연구 패러다임에 문제를 제기할 때다.

(62쪽)

암 문제에는 본질적으로 다른 접근이 필요하다. 몇 주 동안 더 살아남는 것을 목표로 삼아서는 안 된다. 우리는 더 높은 목표를 세워야 한다. 종양 전문의이자 연구자인 우리가 원래 목적에서 얼마나 멀어졌는지, 그에 따라 환자가 어떤 대가를 치르고 있는지 이 사회는 알 필요가 있다.

(76쪽)

쥐의 면역체계는 땅의 병원체와 싸우도록 진화했는데 인간 면역체계는 대체로 공기 중 병원체 때문에 어려움을 겪는다. 이렇게 면역체계가 극명하게 다르니 두 종의 피 속에 돌아다니는 세포 형태에도 이 차이점이 반영된다. 인간은 70퍼센트가 호중성 백혈구neutrophil이고 30퍼센트가 림프구다. 반면 쥐는 10퍼센트가 호중성 백혈구이고 90퍼센트가 림프구다. 이런 두드러진 차이 이외에도 인간 종양세포의 생체 주인으로 쥐를 사용할 때 가장 큰 난제 가운데 하나가 암에 걸린 인간과 달리 표적 연구의 쥐는 건강하다는 점이다. 쥐가 이식된 인간 세포를 이물질로 여기고 거부하는 반응 없이 받아들이게 하려면 수용 쥐의 면역체계를 먼저 파괴해야 한다. 이렇게 면역력이 약해진 쥐는 암세포가 번식하는 인간 신체의 생체 환경을 거의 재현할 수 없다. 그러나 과학자들은 이런 세포들의 반응이 환자에게 유용한 약을 규명하는 데 도움이 되리라고 큰 기대를 품었다

(70~71쪽)

암으로 죽는 환자 가운데 90퍼센트는 암이 진행되어, 즉 전이암으로 목숨을 잃는다. 이런 상황은 지난 50년 동안 거의 변하지 않았다. 새로운 전략이 더 나왔으나 암이 전이된 환자들은 혜택을 받지 못했다. 새로운 치료법은 플레이트*나 동물 모델에서 세포주로 자라난 생물학적으로 다 똑같은 세포 집단을 대상으로 할 경우 종종 대단한 반응을 이끌어낸다. 반면 환자에게 쓰면 대단한 실패를 거둔다. 암은 헤아릴 수 없을 만큼 불균일하고 무한히 진화하며 인간의 몸 안에서 계속 돌연변이를 일으키기 때문이다.

(83쪽)

시험관 검사와 동물 모델은 기초 연구에 유용하다. 제어가 가능하고 명확하고 단순화된 환경에서 유전자의 기능과 상호작용을 이해하고 신호경로를 규명하고 억제 유전자의 효과를 관찰하는 데 도움이 된다. 반면 나는 치료 기

---

* 실험용 배양 배지를 뜻한다.

반 연구에 관심이 있다. 내 환자들을 위한 더 좋은 치료법을 어떻게 개발할 수 있을까? 쥐 모델은 항암제 개발에는 사실상 쓸모가 없다. 그러나 연구비 지원 기관과 현재의 과학계 문화는 그 모델이 실패했다는 사실을 결코 받아들이지 못하는 체계에 너무 깊이 연루되어 있다.

수백 가지의 연구가 이미 약이 동물에게 보인 효과와 환자에게 일어나는 일 사이에는 아무 상관이 없음을 밝혀냈다. 그런 부적절하고 환자와 아무 상관없는 임상 전 플랫폼을 통해서 개발된 약은 환자에게 썼을 경우 실패율이 90퍼센트에 이른다. 이보다 더 확실한 증거가 필요할까? 그러나 일반적으로 동물 모델이 없으면 연구비를 지원받을 수 없다.

이처럼 현실을 일부러 회피하는 이유는 뭘까? 이런 연구비의 존속 자체가 현실 외면에 기대고 있기 때문이라고 설명할 수밖에 없다. 이런 정신 나간 상태에 맞먹는 것은 환자의 몸 전체가 암에 침식당하는 와중에 종양 전문의가 전해질 균형을 맞추는데 집요하게 매달리며 시간을 보내는 상황이다.

(231~232쪽)

그리고 암 치료의 미래형이라고 선전되고 있는 분자 수준의 맞춤형 치료에 대해서도 아즈라 라자는 이렇게 말한다.

"정밀 치료적 접근에는 몇 가지 문제가 있다. 첫 번째, 환자가 하나의 암을 유발하는 하나의 유전자를 갖는 일은 아주 드물다. 두 번째, 그런 돌연변이가 확인된다고 해도 치료 효과가 있는 승인된 표적 치료는 많지 않다. 세 번째, 유전자 돌연변이에 맞는 약이 있다 해도 반응하리라는 보장이 없다. 사실 반응률은 기껏해야 30퍼센트다. 마지막으로 모든 일이 계획대로 진행되고 환자가 표적치료에 반응한다고 해도 생존 기간은 비표적치료에 비해 6개월 이상 늘어나지 않는다."

생존 기간은 이런 식의 접근 대부분이 안고 있는 근본적인 문제다. 암 치료는 생존 기간을 늘리지 못하거나 늘린다 해도 그 기간은 몇 주에서 몇 개월로 예상될 뿐이다. 엄청난 신체적 경제적 감정적 부담을 져야 하는데 말이다. … (미국)국립암연구소에서 시행한 임상 결과가 그랬듯 정밀 종양학은 1.5퍼센트의 환자에게만 이득이 될 거라고 추정했다.

(152~153쪽)

마지막으로, 상황을 악화시키는 요인으로 암 치료의 현실에서는 환자 스스로도 자신의 몸을 공격하는 치료법에 동의하며 적극적으로 요구하기까지 한다는 점이다.

"이 지점에서 우리는 낯선 경험을 하게 된다. 불치병의 결과를 부정하고 죽음을 극도로 두려워하는 가운데 꺼지지 않는 희망의 불꽃까지 지펴 의학적 판단을 흐리게 되는 것이다. 환자들 거의 대다수는 지지요법*을 거절하고 공격적 접근을 선택한다."

(169~17쪽)

"절대 포기하지 말아요! 반드시 희망을 가져요! 더 공격적으로 치료하는 건 어때요? 선생님이 언제나 그렇게 말했잖아요. 지붕을 고칠 적기는 태양이 빛나고 있을 때라고. 지금 제 상황은 태양이 빠르게 지고 있을 뿐 아니라 벌써 지붕에 금도 가고 있어요. 지금 뭔가 확실한 치료를 해보는 게 어떨까요? 나를 기니피그처럼 다뤄도 좋아요. 하고 싶은 대로 하세요. 선생님을 믿어요. 선생님이 말하는 대로 정확히 따를게요."

(136~137쪽)

---

* 부작용과 합병증을 조절하고 완화시키려는 치료법이다.

지금까지 암 치료의 현실 혹은 진실에 대해서 살펴보았다. 저자의 말대로 앞으로 50년이 더 걱정이라면, 다른 길은 없을까? 이런 질문을 해본다. 암은 정말 암세포 때문일까? 불어나는 게 암세포이고 침윤하는 것도 암세포이며 전이하는 것도 암세포인 것은 맞다. 그런데 보이는 현상이 모두 다일까? 보이는 게 다가 아닐 수도 있지 않을까? 보이지 않는 것이 보이는 걸 통해서 드러나는 건 아닐까? 보이는 걸 통해서 보이지 않는 것을 추정하면 안 될까? 이런 일은 현미경이 할 수 있는 일이 아니다. 물질은 에너지와 같으며 양(陽)은 음(陰)의 이면이고 유(有)는 무(無)에서 생겨난다는 과학과 과학에 대한 철학적인 안내와 해석이 필요하다.

범죄와의 전쟁에서 범인을 단죄하더라도 범죄가 없어지지 않는 이치와 암과의 전쟁에서 암세포를 단죄하더라도 암세포가 없어지지 않는 이치는 다를까? 인간을 사회적인 동물이라고 한다면 범죄가 발생하는 사회적인 원인이 있을 것이다. 마찬가지로 어떤 세포가 다세포 공동체의 일원이라면 암세포로 되는 유기체적인 원인이 있을 것이다. 유기체적인 원인을 살펴서 해소하려고 하지 않고 암세포를 공격의 대상으로만 삼는 한 유기체 자신이 공격당하는 일은 피할 수가 없다. 앞으로 500년이 더 흐르더라도.

2.
암세포의 '유전자 결정론'에 대하여

하나의 이론(또는 가설)은 실천에 의해서 검증된다. 사회과학적인 측면에서는 '실천'이라고 하고 자연과학적인 측면에서는 '실험'이라고 하며 의학에서는 '임상'이라고 한다.

인류사에서 가장 많은 학설과 학자가 등장한 시기 중 하나는 중국의 춘추전국시대다. 제자백가(諸子百家), 백가쟁명(百家爭鳴)의 시대라고 칭할 정도였다. 알다시피 도가(道家)나 유가(儒家)도 있고 법가(法家)나 묵가(墨家)도 있었다. 춘추전국시대는 누구도 독자적으로는 중앙집권을 할 수 있을 만큼 발전하지는 못하여 지방 봉건 제후들의 느슨한 연합으로 유지되던 주(周)나라가 무너지면서 지방 국가 간의 경쟁이 본격화된 시기였다.

다양한 정치세력과 제자백가는 서로를 필요로 했으며 어떤 사회학문과 정치사상을 채택하느냐에 따라서 국가의 운명이 좌우되는 형국이었기 때문에 많은 학자와 학문이 치열하게 검증되면서 살아남기도 하고 사라지기도 했다.

고대만이 아니라 근현대에서도 학문이 생존과 직결되어 검증되는 시기가 있었다. 화학이나 물리학으로 대표되는 근대과학도 유럽의 국가 간 경쟁이나, 여러 산업이나 자본의 경쟁을 배경 삼아 발전했으며 레이더나 핵폭탄 개발에서 보듯이 양차 세계대전도 과학 이론을 검증하는 치열한 무대이기도 했다. 시대와 장소를 막론하고 이론은 실천에 의해서 검증되는 것이다.

'암유전자에 의해서 암세포가 생겨난다'는 유전자 결정론은 임상에서 여러 가지 문제를 낳는데 그중 하나는 내성이다. 표적항암제의 예를 들면 다음과 같다.

> "표적치료제는 대상 표적이 있는 암환자에게서 … 좋은 효과에도 불구하고 일정 기간 이상 사용하면 새로운 유전자 돌연변이 발생, 유전자 증폭, 보조 신호경로의 활성화, 세포사멸 경로 변화 등으로 인하여 내성이 발생하며, 이는 표적치료제의 효과를 제한한다." **(국가암정보센터)**

인용문에서 보다시피 하나의 암세포가 다른 암세포로 되어 항암제에 대한 내성이 생기는데 표적항암제만이 아니라 모든 항암제나 암 치료법에 대해 암세포는 원인이 해소되지 않는 한 암세포로 되고자 하며 내성을 갖추려고 한다. 이는 코로나19 바이러스가 백신에 대해서 내성을 갖추거나 어떤 병원성 세균이 어떤 항생제에 대해서 내성을 갖는 것과 다를 바 없다. 내성을 갖는 주체가 유전자가 아니라 세포나 바이러스, 세균인 것이다. 세포나 세균, 바이러스가 자신의 유전자를 재조합하고 자기 기관의 활동 경로를 바꿔서 변화되는 환경에 적응하려는 것이다.

'시계가 고장이 났다'는 의미는 시계 안에서 무언가가 고장이 났다는 뜻이고, '고장 난 시계를 고친다'는 의미는 고장 난 시계의 부품을 고치거나 부품을 교환해야 한다는 뜻이다. 시계 내부에서 문제의 원인을 찾고 문제를 해결해야 하는 것이다. 세포가 고장 나는 경우는 어떨까? 세포가 노화되면 보통 면역세포에 의해 제거되거나 세포 스스로 자살프로그램을 가동한다. 또는 피부의 각질처럼 밖으로 탈락하기도 한다. 분열과정에서 최종적으로 오류가 난 세포도 제거되거나 자살한다.

세균이나 바이러스에 감염되어 고장이 나는 세포도 흔한데 세균이나 바이러스는 세포의 외부 원인이다. 외부의 원인을 해소하면 내부의 고장이 고쳐질 수 있다. 감염을 시키는 원인이 사라지면 감염된 세포는 스스로 또는 외부 요인에 의해 제거되고 새로운 세포로 대체되기 때문이다. 이는 시계가 외부의 물리력에 의해 고장이 났더라도 외부의 물리력을 없앤다고 고장 난 시계가 고쳐지지는 않는 것과 다르다.

세포는 병원성 미생물이나, 고압전기나 담배와 같은 물리화학적인 대상에 의해 고장 나기도 하지만 담석에 의해 담관 세포가 고장 나고 , 위액에 의해 식도 세포가 고장 나며, 담석이나 췌장액, 췌장석에 의해서 췌장 세포가 고장 나기도 한다. 세포 바깥의 원인에 의해 세포가 고장 날 수 있으며 세포 바깥의 원인을 고쳐서 세포의 고장을 고칠 수 있다는 뜻이다. 세포는 시계처럼 내부의 부속품을 찾아 고쳐야만 하는 것은 아니며 자신을 대신하는 후세의 세포에 의해 원래대로 재생될 수 있다. 이것이 부속품으로 이루어진 기계와 유기체인 생명체의 차이다.

마찬가지로 정상 세포가 고장 나서 암세포로 되는 원인을 꼭 세포 안에서만 찾아야 할 이유는 없다. 물리화학에서 사물의 현상을 최소 단위나 기본 원소를 통해 이해하려고 하듯이 생물학에서도 세포(생명체)

를 이루는 최소 단위로 생명현상을 설명하는 게 과학적일 것 같지만 사실은 그렇지 않다. 유전자가 생명체(세포)를 만들어 내는 게 아니라 생명체가 유전자를 갖추고 탄생하기 때문이다.

유전자 → 단백질 → 세포, 이런 식의 연속적인 과정을 통해 생명체가 만들어지는 것이 아니라 유전자를 갖춘 생명체가, 무생물에서 생물로 비약적이고 불연속적인 과정을 통해서 만들어지는 것이다. 다세포 생명의 진화 과정을 흔히 유전자 → 단백질 → 세포 → 조직 → 기관 → 계통 → 유기체라는 연속된 과정으로 묘사하지만, 엄마의 뱃속에서 자라나는 수정란이 보여주듯이 사실은 세포(혹은 바이러스 같은 비세포성 생명체)가 자신이 가진 유전자를 이용하여 필요한 단백질을 만들며 조직, 기관, 계통, 유기체를 이루는 것이다.

〈이기적 유전자〉에서 리처드 도킨스가 말하듯이 유전자만이 생명체의 진정한 알맹이며 세포는 유전자의 껍데기에 불과하다는 주장은 생명체를, 생명체를 이루는 최소 단위의 부품으로 해석하려는 기계론이자 환원주의의 극치다.

하나의 생물 종은 그들이 갖는 유전자에 의해서만 다른 종과 구별될 수 있기 때문에 그 유전자가 그 종을 지배한다는 신다윈주의의 해석도 마찬가지로 잘못이다. 하나의 종을 다른 종과 구별짓는 요소는 그 종(생명체)이 그 요소(유전자)를 갖춤으로써 나타나는 특징이지 그 특정 요소(유전자)가 그 종(생명체)을 만들어 내지는 못하기 때문이다. 즉, 하나의 종이 특별하게 다른 종과 구별되는 이유는 그 종의 유전자가 그 종을 만들기 때문이 아니라 그 종이 그 유전자를 갖추었기 때문이다.

최근에 후천성면역결핍증AIDS에 잘 걸리지 않는 유전자를 가진 사람들이 있다는 사실이 밝혀졌는데 모기가 매개하는 말라리아(학질)에도 내성을 갖는 사람들이 있다는 사실은 잘 알려져 있다. 아프리카 중서부 대서양 연안의 사람들로, 이들은 적혈구의 헤모글로빈 유전자mRNA의 염기서열 중 아민A이 우라실U로 치환되어 글루탐산GAG 대신 발린GUG이라는 아미노산을 만든다.

글루탐산 대신 발린을 가진 적혈구는 말라리아 원충에 감염되어도 적혈구끼리 엉겨붙지 않아서 말라리아 원충에 내성을 가지며 학질에 걸려서도 잘 살아남는다. 다만 고산지대에서 운동을 하는 경우와 같이 적혈구에 산소가 부족한 환경에서는 적혈구가 낫 모양으로 변형되어 혈관 폐색과 장기의 허혈을 일으키는 유전병으로 된다. 낫 모양 적혈구증은 부모 모두에서 열성 유전자ss를 물려받는 경우에만 치명적으로 되기 때문에 말라리아가 창궐하는 아프리카 서부 적도 대서양 저지대 원주민에게는 진화적인 선택이었던 것이다.

다시 말해서 헤모글로빈 유전자 스스로 염기서열을 치환하여 단백질의 원료인 발린을 만드는 것이 아니라 해당 지역에 살았던 사람들의 적혈모세포가 말라리아 원충의 감염에 대항해서 자신의 유전자 염기서열을 아민에서 우라실로 치환시켰던 것이다.

따라서 "낫형 적혈구 빈혈증은 헤모글로빈 유전자에서 돌연변이가 일어난 결과다. 하나의 뉴클레오티드(유전자 염기)가 변화되어 결과적으로 헤모글로빈의 결정적인 위치에 잘못된 아미노산이 들어가게 된 것이다"*라고 해석하는 것은 바르지 않다. 잘못된 아미노산이 들어간 게 아니라 오히려 잘 된 아미노산이 들어간 것이며, 우연한 유전자의 돌연변이로 낫 모양 적혈구 병이 생긴 것이 아니라 의도적인 세포의 유전자

* 〈생명과학〉, 탐구당, 10판, 183쪽

[그림 3] 낫모양 적혈구 유전자 모형

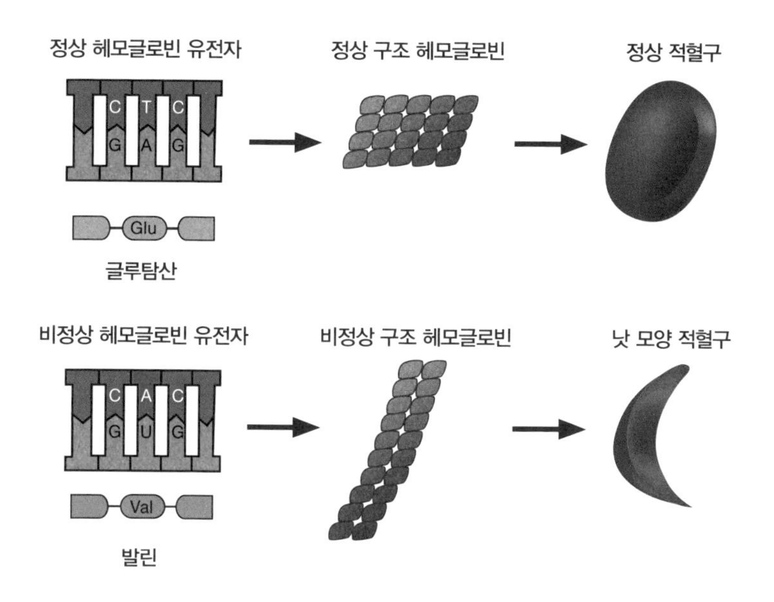

재조합으로 말라리아 감염병을 막으려고 했던 것이다.

다만, 미국에서 미식축구 선수 등이 운동 중에 쓰러져 사망한 원인이 낫모양적혈구증으로 밝혀진 사례가 있는데 이들은 대서양연안 아프리카계 이주민의 후손이었다. 모기가 말라리아 유충을 매개하는 곳에서는 병을 막는 데에 유리한 유전자가 다른 환경에서는 병을 유발하는 원인으로 작용한 것이다.

면역세포인 B림프구가 바이러스와 같은 감염원에 대항하여 항체를 만드는 과정을 '유전자 돌연변이mutation'라고 표현하지는 않고 '유전자 재조합'이라고 하는데 '갑작스럽고 예기치 않다'는 어감을 가진 돌연변이라는 표현에는 무언가 비정상적이고 병리적이라는 꼬리표가 붙게 되어 과학적인 사고를 하기에는 오히려 방해가 되는 면이 있기 때문이다. 하지만 생명이 다양한 종과 다양한 개체로 진화할 수 있었던 까닭은 하나의 종 안에서만이 아니라 종을 넘나들면서 다양한 유전자를 조합할 수 있었기 때문이다.

박테리아는 자신을 감염시키는 박테리오파지의 유전자를 받아들여 자신의 활동에 이용하기도 하며 박테리아와 같은 원핵생물의 다양한 유전자를 재조립(돌연변이)하여 인류와 같은 진핵생물이 진화할 수 있었던 것이다. 낫 모양 적혈구 빈혈증뿐만 아니라 돌연변이에 의한 여러 유전병에는 사실 유전자를 재조합해야만 했던 어떤 환경적인 선택압이 있었을 것이다.

하나의 수정란에서 나누어진 우리 몸의 모든 세포는 완전히 똑같은 유전자를 지닌다. 뇌의 신경세포와 위의 벽세포처럼 자신의 위치와 역할에 따라서 발현하는 유전자가 다를 뿐이다. 코로나19 바이러스는 평균 6개월마다 발현하는 유전자가 다르다고 하며 독감 바이러스도 해마다 유행하는 종의 유전자가 다를 수 있어 예방 백신의 효과를 떨어뜨린다.

B림프구나 T림프구 같은 우리 몸의 면역세포도 돌연변이하는 외부 미생물의 감염에 대응하여 돌연변이를 해낸다. 외부 환경에 적응하기 위해서 세포가 자신의 유전자를 재조합하여 돌연변이하는 것은 면역세포만이 아니라 모든 세포의 능력이자 임무다. 그래서 강아지 신체 일부에서 세포를 떼어다가 줄기세포를 만들고 그 줄기세포로부터 한 마리의 강아지가 새로 복제될 수 있는 것이다.

유전자는 세포가 자신의 목적을 이루기 위해서 이용하는 수단이다. 목적은 수단보다 먼저 생겨나며 목적이 달라지면 사용하는 수단도 달라진다. 반대로 수단을 없앤다고 목적이 없어지지는 않으며 하나의 목적을 이루기 위한 수단은 다양할 수 있어서 수단을 다 빼앗거나 가로막기란 사실상 불가능하다. 다음에 인용한 글에 생생하게 그려져 있다.

> 모든 암이 저마다 고유하다고 하지만 어느 암에나 적용할 수 있는 공통 규칙이 있다. 바로 악성으로 진행되는 과정은 하나의 세포에서 시작된다는 것이다. 사실상 우리가 아는 모든 암이 그렇다. 돌연변이는 증식, 세포의 성장, 세포의 죽음과 관련이 있는 핵심 유전자에 축적된다. 결국 성장의 우위를 점한 세포 하나가 생겨난다. 이 세포는 빠르게 분열해서 자체적인 클론*을 형성한다.
>
> 모든 딸세포는 창시자의 유전적 돌연변이를 갖고 있지만 추가로 몇몇 딸세포에게는 돌연변이가 더 나타난다. 그래서 모세포와 구분되는 생물학적인 특질이 생긴다. 이런 아클론의 형성이 종양에서 계속 일어나지만 보통 몇몇 클론이 우위를 점하고 다른 클론들은 조용히 다음 순서를 기다린다. 물론 악성 세포들은 전이를 일으키려고 원래의 서식지를 떠나 몸속을 돌아다니기도 한다.
>
> 이처럼 수도 없이 많고 생물학적으로 뚜렷이 구분되는 딸세포가 존재한다. 돌연변이도 염색체 수도 추가됐다. 딸세포는 영양학적으로, 물질대사적으로 다른 조건을 필요로 한다. 그러니 최고의 표적치료조차 잠시 동안만 혜택이 유지될 뿐이다. 클론 하나에 민감한 치료를 하면 다루기 어렵고 저항력이 있는 아클론이 나서고 침습의 정도가 더 심해지게 된다.
>
> 생물학적으로 새로 생긴 암은 완전히 다른 자연 경과를 거치며 증식과 분화의 규칙도 새롭다. 침습성이 새로 나타날 수 있고 치료에 어떻게 반응할지

---

* 동일한 유전자를 발현하는 세포 개체군이다.

알 수 없다. 질병이 놀라울 만큼 갑작스럽게 탈바꿈하는 모습은 혈액 수치의 변화, 신생물딸림증후군*, 면역반응 같은 임상 증상으로 관찰된다. 참으로 보기 괴로운 광경이다. 임상의로서 우리는 종종 생체 내에서 실시간으로 암세포들이 제 모습을 드러내고 만화경 같은 형상으로 반복적으로 춤을 추는 것을 목격한다.

(《퍼스트 셀》, 아즈라 라자, 윌북, 2020, 158~159쪽)

스승이자 동반자였던 남편을 암으로 잃은, 〈퍼스트 셀〉의 글쓴이 아즈라 라자는 암을 연구하고 치료하는 대다수가 '환원주의'에서 벗어나지 못하고 있다고 비판하지만 인용 글에서 보듯이 저자 본인도, 돌연변이가 축적되어 암이 생겨난다는 환원주의적인 전제만큼은 당연하게 생각한다. 그러한 전제에 대해서는 의문을 품어본 적이 없는 것 같다. 안타깝게도 기계론이나 환원주의를 비판하는 많은 사람들조차 아즈라 라자와 같이 암세포가 생겨나는 근본적인 이유에 대해서는 의문을 품지 않고 '유전자 결정론'을 그대로 수용한다.

어쨌든 세포는 자신의 목적을 위해서 유전자를 재조합하여 필요한 단백질을 만들기 때문에, 암세포로 될 수밖에 없는 세포 바깥의 원인을 없애지 않고 세포가 이용하는 수단만을 없애거나 차단하려는 노력은 대부분 실패할 수밖에 없다.

암세포가 암유전자 때문이라는 환원주의는 암이 암세포 때문이라는 전제를 깔고 있다. 암은 암세포 때문이며 암세포는 암유전자 때문이라는 논리다. 하지만 다음과 같은 사실은 어떻게 해석해야 할까? 혈관을 만드는 혈관내피세포는 혈관을 만들어 증식하는 암세포에게 혈액을

* 암으로 인해 발생하는 증상이나 질병이다.

대어주는데 혈관내피세포는 왜 저항하지 않고 암세포를 도와줄까? 몸은 왜 혈관내피세포에게 저항하도록 하지 않고 도와주도록 할까? 다발성골수종처럼 전이암에서는 대식세포가 암세포를 위해서 뼈를 파내어 증식할 둥지를 만들어주는데 암세포가 분비하는 신호 물질의 영향력이 막강해서 거부하지 못하고 따르는 걸까? 아니면 암세포의 속임수가 교활해서 그럴까? 면역기관은 전이암세포를 위해서 림프절과 림프관을 내어주는데 면역계가 암세포에게 속임을 당하는 거라면 면역계는 뭔가 잘못 진화한 것은 아닐까?

환원주의는 이렇게 해석한다. "유기체가 암세포를 도와주는 것이 아니라, 도와주도록 악성 암세포에게 조종당하는 것이다. 면역계가 암세포를 도와주는 것이 아니라 교활한 암세포가 면역계를 회피하는 것이다"라며 이 모든 행위가 암세포 단독 범행이라고 환원해서 해석한다. 따라서 암세포를 없애는 것이 암을 치료하는 것으로 된다. 그렇기 때문에 치료에 있어서 암세포를 굶겨서 죽이려고 혈관을 막는다. 암세포의 젖을 빼앗으려고 호르몬을 차단한다. 암세포를 찾아가 가면을 벗기려고 면역세포에게 암세포를 감염시키는 바이러스와 같은 더듬이를 달아준다.

하지만 치료의 현실에서 보면, 혈관을 막으면 정상 세포는 죽고 주위는 섬유화되며 암세포는 결국 다른 혈관을 찾아 전이한다. 유방이나 전립선에서는 암세포만이 아니라 정상 세포도 성호르몬에 대한 수용체를 갖는다. 성호르몬에 대한 수용체를 갖는 이유는 암세포이기 때문이 아니라 생식기관의 세포이기 때문이다. 허셉틴Herceptin(상품명은 타목시펜)과 같은 표적항암제를 써서 성호르몬이나 표피세포성장인자가 차단되면 유방암세포는 사이토카인 같은 면역 신호에 대한 수용체를 활성화시켜 성장하거나 전이할 수 있다.

결론적으로, 암세포가 생기는 유기체 차원의 원인을 해소하지 않고 암세포만 없애려는 방법은 실패하거나 재발하거나 전이하기 십상이다.

3.
기계론적 세계관, 환원주의 vs. 유기체적 세계관, 전체론

암은 세포분열을 조절하는 유전자에 돌연변이가 생겨 발생한다. 유전자 변이가 여러 번 일어나면 암이 발생한다. (결함 있는 유전자를 복사하여 만들어지는) 결함 있는 단백질은 정상적인 신호전달경로를 방해한다. 생활방식을 바꾸면 암에 걸릴 위험을 줄일 수 있다.

(《캠벨 생명과학》, 닐 캠벨, 라이프사이언스, 2021, 224~231쪽)

우리가 어떤 대상을 바라본다고 하자. 은하계나 태양계여도 좋고, 하나의 원자 알갱이든 혹은 한 사람이나 한 국가든 어떤 대상이든 상관없다. 이 모든 대상은 더 작은 구성요소들로 이루어졌다고 보는 것이 기계론적 세계관의 핵심이다. … 실재하는 것이나 본질적인 것은 모두 더 작은 구성요소이며, 부분이 모여서 전체를 만들어 낸다고 본다. 그래서 항상 중요한 것은 부분이고 구성요소다. 전체는 항상 부분을 통해 설명된다. 그래서 요소들 간의 관계를 밝혀내는 분석이 과학의 핵심이 된다. … 언제나 중요한 것은 부분과 요소들이고, 부분들의 인과관계와 요소들의 상호작용이다. 따라서 부분들의 인과관계를 통해서 전체 현상을 설명해내는 것이 과학의 임무가 된다.

(《내면소통》, 김주환, 인플루엔셜(주), 2023, 282쪽)

현대 분자 생물학자는 DNA 분자 구조나 기능에 대한 연구를 확장하면 생명이나 마음 전체도 언젠가 결국 기계처럼 이해할 수 있다고 믿는다.

(《전체와 접힌 질서》, 데이비드 봄, 시스테마, 2010, 42쪽)

인용한 내용처럼 암 유전자가 결함 있는 단백질을 만들고 결함 단백질은 암세포를 만들며 암세포가 암을 일으킨다는, 즉 '더 작은 구성요소와 그 요소들간의 인과관계를 통해 설명하는' 기계론적인 환원주의가 암에 대한 현대의학의 근본적인 세계관이다. 그러면 암 유전자는 누가 만들까? 유전자 스위치가 만든다고 한다. 암 유전자의 발현을 재촉하는 분자 스위치가 켜지거나 암 유전자의 발현을 억제하는 분자 스위치가 꺼져서 암 유전자가 생겨난다는 연구와 설명은 하나의 기계 모델로 인체를 바라보는 분자 수준 정밀과학의 실체를 잘 보여준다.

1. 기계론적 환원주의

기계론적인 환원주의에 따르면 암세포는 암세포를 구성하는 단백질이나 유전자와 같은 부품으로 이루어져 있으므로 이러한 부품의 성분이나 작동 방식을 이해하는 것이 곧 암세포를 이해하는 것이며 이러한 부품이 만들어지는 과정이나 부품 간의 작동 방식에 개입하는 것이 암세포를 치료하는 방법으로 된다. 인체를 이루는 데 있어서 (암)세포보다 더 큰 구성요소, 예를 들면 혈관이나 림프관 같은 결합조직, 신경조직, 근육조직 같은 조직이나 소화기관 - 소화계통, 생식기관 - 생식계통 같은 기관과 계통 그리고 감정이나 의식과 같은 정신 작용은 암세포를 이해하고 치료하는 데 결정적이지 않다.

유방암 세포가 간이나 허파, 뇌로 전이하는 행위도 암세포와 암세포의 부품이 전이할 능력을 얻어서 일으키는 단독행위다. 그리고 유방암 환자의 우울증이나 감정 습관, 행동 습관을 치료하는 것과 암세포를 없애는 것 사이의 본질적인 관련은 없다고 본다. 따라서 암을 치료하는 것과 사람을 치료하는 것 사이에는 아무 관련이 없다. 사람을 치료하기 위해 그 사람의 감정 습관과 행동 습관을 고치려는 시도는 더욱 관련 없다. 심지어 (예컨대) 간암을 치료하는 종양내과에서는 간암 세포만 치료할 뿐이다. 복수나 황달, 무기력이나 소화불량은 치료하지 않는다. 이것들은 일반 내과의 소관이다. 불면증에 시달리면 신경내과 질환쯤이 될 뿐이다.

그래서 "생활방식을 바꾸면 암에 걸릴 위험을 줄일 수 있다. 대부분의 암은 환경요인으로 인해 돌연변이가 일어나 발생한다. … 흡연하지 않고 적절히 운동을 하며 햇빛에 과다한 노출을 피하고 섬유소가 많은 음식과 저지방 음식을 먹는 것은 암을 예방하는 데 도움을 준다"*라고 언급하는 정도다. 암세포 밖의 환경과 암세포를 가진 암환자의 습관이 어떻게 암세포를 고장 나게 하거나 암세포를 고칠 수 있는지에 대해서는 연구하거나 단언하지 않는다.

---

* 〈캠벨 생명과학〉, 닐 캠벨, 라이프사이언스, 2021, 231쪽

2. 유기체적 전체론

기계론적 환원주의와는 달리 유기체적 전체론은 암을 이렇게 해석한다. 생명활동은 생명체가 외부 환경과의 소통과 외부 조건에 대한 반응으로 유지된다. 식물과 달리 동물은 잡아먹거나 잡아먹히는 존재다. 동물은 공격하거나 방어하는 등 특별한 생존 행동을 하기 위해서 특별한 감정을 이끌어내야 하는데 기쁨이나 슬픔, 분노나 공포 그리고 생각(의식) 등이다.

생존 행동을 하기 위해서 우선적으로 발동하게 되어 있는 신경계의 작용이 과도하게 지속적으로 항진하면 순환계, 면역계, 소화계, 비뇨생식계 등 나머지 계통이 혈액, 림프액, 내분비 호르몬, 신경 물질 등을 통하여 먼저 기능적으로 억제되거나 교란되며 결국 구조적으로도 손상된다. 예를 들어, 신경계 항진에 의해 억제되고 교란되면 담즙의 흐름이 막혀 담관이 손상되거나 담석이 생기게 된다. 위액이나 췌장액도 마찬가지로 막히고 자신을 분비한 내벽을 손상시키며 췌장돌로도 된다.

기관지, 젖샘이나 유관, 전립선이나 간, 골수 등의 기능도 억제되고 교란되면 자신의 구조가 자신이 생산하는 물질이나 받아들인 외부의 유해물질, 침투한 외부의 유기체에 의해 손상되고 회복되지 못한다.

기관과 계통의 기능이 억제되고 교란되면 (자신의 세포가 정상적으로 유지될 수 있는 상피조직) 구조가 손상되어 회복되지 못하고 감염이나 손상에 대한 면역반응이 계속 확산되며, 가까이서 자신의 구조와 기능을 돕는 혈관이나 림프관, 신경과 같은 다른 조직의 구조적인 손상이나 손실로도 이어진다.

다세포 생명체에서는 유기체 내부의 환경이 어떤 세포의 외부 환경으로도 된다. 세포가 자신의 외부 환경인 유기체로부터 혈액, 림프액, 호르몬, 신경물질 등을 정상적으로 보급받지 못하면 상식적으로 생각하듯이 죽음을 선택하는 것이 아니라 생존을 도모한다. 세포가 대를 이어 생사를 반복하면서 다세포 유기체의 조직과 기관이 유지되므로 모세포에게는 딸세포를 만들어야 할 의무가 있다. 혈액, 림프액, 호르몬, 신경물질 등을 정상적으로 보급받지 못하는 조건에서는 정상적으로 분화시킬 수 있는 딸세포가 없어 딸세포로부터 쉬라는 신호도 받지 못하므로 모세포는 세포분열주기를 빨리하는 무한증식세포가 된다. 딸세포로 분화에 성공하지 못하고 자가재생세포로밖에 되지 못하는 맴돌이 헛세포로 된다. 제자리를 벗어나 딸세포로 분화하는 데 필요한 혈액, 림프액, 호르몬, 신경물질 등을 찾아 나서므로 침윤하고 전이하는 세포로 된다.

이러한 암세포로 되기 위하여, 될 수밖에 다른 도리가 없어서 외부로부터 고립되고 교란된 세포는 자신이 가진, 자신이 할 수 있는 유전자를 재조합한다(암세포나 낫모양 적혈구 등은 유전자 '돌연변이'한다고 표현하고 항체를 만드는 B림프구 등은 유전자'재조합'한다고 표현하는데 이러한 표현과 어감은 편견을 조장한다). 유전자가 단백질로 복사되고 단백질이 암세포를 만드는 게 아니라 암세포가 필요한 단백질을 만들기 위해서 필요한 유전자를 발현시키는 것이다. 또 자연계에서 부분의 손실은 전체의 손실과 직결되므로 유기체는 딸세포를 만들고자 하는 암세포의 침윤과 전이를 허용하고 도와주는 것이다.

유기체적이고 전체론적인 세계관으로 보면 암이 생겨나고 암을 치료하는 데 몸과 마음은 분리되거나 어느 하나로 환원되지 않는다. 암이 발생하고 암을 치료하는데 계통 - 기관 - 조직 - 세포의 기능과 구조는 부품처럼 분리되거나 환원되지 않고 유기적으로 작용한다. 암은 암세포로 한정되지 않고 암세포 외부의 조건에 따라 발생되고 치료된다.

암이 발생하고 치료되는 과정을 유기체적인 전체의 관점에서 본다면 암과 암세포는 하나의 입자 덩어리로만 간주될 수 없다. 양자 역학에 따른다면 질량을 가진 입자 덩어리는 필연적으로 어떤 에너지 장field(場) 가운데 존재하며 에너지의 흐름에 영향을 받는다고 설정해야 한다.

의료의 현실에서는 양자역학을 응용하여 양성자 가속기나 중성자 가속기로 치료를 하고 있지만 대상이 되는 암세포는 여전히 고전 물리학의 개념인 독립된 입자로밖에 인식되지 않는다. 목표물을 조준하여 보다 정밀하게 입자 덩어리를 타격하는 기술과 장비로 이용되는 것이다.

폐암이나 췌장암의 5년 생존율은 높게 잡아도 20퍼센트 아래다. 재발암이나 전이암에 대한 치료는 기적과 같은 수준이다. 현대의학은 암을 이해하고 치료하는 데 사실상 실패했으며 암치료를 통해서 현대의학과 현대의학이 기반한 세계관의 한계가 여실히 드러난다.

암 환자에게 유일한 전쟁은 자신의 신체 기관과 치르는 것이다. 본인이 전쟁터가 되는 것이다. 이 전쟁터는 여느 전쟁터와 다르다. 몸은 전쟁이 벌어지는 극장이자 전투 부대다. 싸움은 내부의 사건, 즉 내전으로 출발한다. 암은 기관 한 곳을 공격하며 싸움을 시작해서 그 범위를 확대해 나간다. 이 적과 싸우는 일은 무척 힘들다.

유감스럽게도 적을 제압하고 내전을 저지하는 무기인 화학요법과 방사선요법이 2차 피해를 내는 주체다. 무차별적으로 신체를 다치게 하고 손상시킨다. 병에 걸린 부위든 아니든 해를 입힌다. 이제 신체는 내외부의 공격에서 동시에 스스로를 지켜야 한다.

이런 전쟁을 어떻게 정의해야 할까? 이것은 몸을 위한 전쟁이자 몸에서 일어나는 전쟁이고 몸에 의한 전쟁이다. 환자는 내부와 외부의 부대에 인질로 붙잡힌 채, 전엔 결코 몰랐던 신체 부위를 비로소 인식하게 된다. 참을 수 없는 통증과 염증 혹은 툭 솟아난 종양이나 화학요법으로 인한 손상이 그런 신체 부위를 환자의 의식으로 확 떠미는 것이다.

삶과 죽음 사이의 끝없는 투쟁에 붙잡힌 몸은 어느 날 주저하며 암에게 어느 정도 항복하고 그 다음엔 화학요법과 방사선요법에 항복한다. 마침내 총체적 혼란이 닥친다. 신체 기관이 암에서 보호받고 싶은지, 치료에서 보호받고 싶은지 불분명하게 된다. 이런 얄궂은 상황에서는 전면적인 무정부 상태만이 막바지 단계다. 이 시점이 되면 암이 전쟁에서 '이기고 있다'라고 한다. 하지만 암만큼이나 치료도 몸을 죽이고 있다. 그렇다면 누가 이기고 누가 지고 있는가? 암인가, 화학요법인가, 종양 전문의인가, 아니면 암 관련 기업인가?

(《퍼스트 셀》, 아즈라 라자, 월북, 2020, 281쪽)

인용한 글은 수천 명의 암 환자를 치료한 미국 한 의사의 고백이자 고발이다. 보다시피 암세포는 '암과의 전쟁' 대상이자 적으로 간주된다. 암세포나 마약 하물며 범죄라도 적이 될 수 있는지, 전쟁 대상으로 성립이 되는지는 성찰해 보지도 않고 일단 싸우고 보는 것이다. 해로운 것은 다 없애야 하므로! 암세포를 가지게 된 개인이나 마약과 범죄가 발생하는 사회에 대해서 성찰하거나, 왜 해를 끼치게 되었는지는 묻지도 따지지도 않는다.

간암 세포가 간염 바이러스로 인해서 발병할 수 있고 혈액암 세포가 아스피린이나 고압전기에 의해서 생겨날 수 있으며 폐암 세포가 조리실의 분진 때문일 수 있다면 암세포는 벌을 받기 전에 먼저 피해자 조사를 받아야 하지 않을까? 그렇지 않고 결과만 따져서 암세포가 전쟁의 대상으로 간주되므로 암세포를 가진 몸이 암세포를 죽이려는 전쟁터가 되는 것은 당연한 귀결이다.

몸은 먼저 암에 의해서 공격당하고 뒤이어 화학요법과 방사선요법으로 또 공격당한다. 암과 암치료라는 이중의 공격을 받아 몸은 만신창이가 되고 "암에서 보호받고 싶은지, 치료에서 보호받고 싶은지 불분명하게 된다."

> 우리는 안다. 암에 대한 현재의 전망은 1970년대보다 더 나빠졌다. 오늘날까지도 실험적 연구의 95퍼센트는 계속 실패하고 있다. 성공하는 5퍼센트의 연구는 수백만 달러의 비용을 들여 환자의 생존 기간을 고작 몇 개월 늘려준다. 그리고 이들은 패러다임을 바꾸는 치료, 게임 체인저라며 대대적으로 선전된다. 도덕적으로나 경제적으로 심각하게 무책임한 상황이다. 법에 의거하여 FDA는 약의 승인 심사를 할 때 가격은 보지 않고 안전성과 효과만을 따진다. 한편 건강보험은 두 가지 약이 모두 FDA의 승인을 받았으며 효과가 같다고 해도 더 비싼 약의 비용을 대야 한다. 내 동료 안토니오 포조는 국립암연구소에서 30년 동안 일한 연구자이자 종양 전문의로 새로운 암 치료를 위한 몇 가지 시험들을 살펴보고 건강 비용을 계산해냈다. 정신이 번쩍 드는 비용이었다.
>
> **(〈퍼스트 셀〉, 아즈라 라자, 윌북, 2020, 376쪽)**

몸은 암과 암 치료법에 차례로 항복을 하고 결국 '패러다임을 바꾸는 치료, 게임 체인저라며 대대적으로 선전되는' 치료 약과 치료 의사, 제약회사만이 승리자로 남는다.

실제로는 다음처럼 패러다임을 바꿔야 한다.

환자도 치료 주체가 되어야 한다

유전자나 단백질과 같은 분자 수준의 부품이 고장 나 암세포가 생긴다는 병인론(病因論)으로는 대상으로만 남을 뿐 절대로 환자가 치료의 주체가 될 수 없다. 부품이 고장 난 시계를 시계방에 맡겼다가 수리가 끝나면 찾아오듯이 고장 난 분자를 수리해달라고 몸을 맡기는 것이다. 그 밖에 달리 어떻게 할 수 있는 일이 없으며 해봤자 부품을 수리하는 데 도움이 되는 일도 아니다.

암세포가 피해자이기도 하다는 점을 인식해야 한다

피해를 끼치기 때문에 가해자일 뿐이라는 형식논리와 인과론으로는 암세포를 이해할 수도 치료할 수도 없다. 암세포는 온전한 자신의 딸세포로 분화하는 데 필요한 영양, 면역, 신경, 호르몬 등을 제공받지 못하여 헛분열하는 세포다. 몸이 암세포에게 피해를 입히고 피해자인 암세포는 다시 몸에게 해를 가하는 관계를 모순론과 변증논리로 이해해야 한다.

암을 치료한다는 것은 암을 키운 사람을 치료하는 것이다

기억과 감정, 행동과 습관을 바꾸고 연습하여 지금까지와는 딴 사람으로 되는 것이다. 이점은 또한 환자도 치료 주체가 된다는 뜻이다. 간이나 폐, 유방이나 전립선, 골수나 림프절 등 어떤 기관의 암세포는 그 기관을 유지하는 정상세포로는 더 이상 재생이 불가능할 정도로 손상된 단계에서 생겨난다. 보살피지 못하고 혹사시킨 해당 기관을 아껴서 돌봐주고 관련된 다른 기관, 다른 계통의 도움을 받으면 좋다. 특히 항진된 신경계를 안정시키고 억제된 소화계를 북돋아서 면역계를 앞에서 끌어주고 뒤에서 밀어주면 좋다.

암 치료의 패러다임을 바꾼다는 것은 게임의 대상에서 벗어나 환자 자신이 게임 체인저가 되는 것이다.

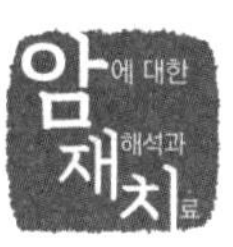

4.
암에 대한 오해

1. 암에 대한 오해 - 공포심과 적대감

감성 - 감정은, 이성 - 사고보다 빠르게 반응하고 힘있게 작용한다. 감정이나 기억을 관장하는 뇌의 해마나 편도체가 이성적인 사고를 주관하는 대뇌피질보다 먼저 진화했으며 그만큼 생존에 더 필수적이기 때문이다. 암은 불편하며 고통스럽고 치명적이기까지 하므로 암세포가 왜 생겼는지 이해하고 받아들이며 반성하고 용서를 구할 여유도 없이 하염없이 놀라거나 어쩌든지 없애려고 든다. 공포심과 적대감이라는 감정에 휘둘려서 죽이지 않으면 죽는다는 생각과 치료밖에 모르게 된다.

호랑이에게 물려가도 정신만 차리면 된다는 구절은 호랑이 담배 피던 시절의 까마득한 말이고, 정신 줄 맡기고 수술을 받거나 죽기 살기로 항암 주사를 맞고 암세포를 태우려고 성한 살도 내어놓는다. 누구를, 무엇을 폄훼하려는 표현이 아니라 수술, 항암, 방사선이라는 3대 치료에 신심이 깊은 이유의 바탕에는 공포와 적의라는 감정이 짙게 깔려있다는 사실을 말하고자 하는 것이다.

우리는 거의 한 번도 암세포의 입장에서 암세포를 이해하려고 한 적이 없을 것이다. 환자는 물론이고 의학조차 '순응하지 않으며 무절제하고 악성적으로' 증식하고 전이해서 자신을 위태롭게 하고 해롭게 한다고 정의하는 한 암세포를 죽일 수는 있어도 암을 이해할 수는 없을 것이다. 암세포의 입장에서 이해하지 않고서는 암세포를 없앨 수는 있어도 암을 없애지는 못할 수도 있을 것이다.

유기체 자신에게 치명적일 수도 있는 암세포를 적대시하는 것을 넘어 암세포의 입장에서 암을 이해하려는 방식에는 새로운 관점이 필요하다. 죄인을 벌한다고 범죄가 다 없어지지는 않듯 암세포를 없앤다고 암이 다 없어지지는 않기 때문이다.

2. 암에 대한 오해 - 증상 억제, 기전 차단

현대의학이 성취한 업적은 증상을 억제하거나 증상이 유발되는 기전을 중간에서 차단하는 데 힘입은 바도 크다. 고혈압을 예로 들면 이뇨제를 써서 체내 수분량을 줄이거나, 효소 억제제나 효소에 대한 수용체 차단제를 써서 혈관수축을 억제하거나 혈관을 확장시키는 방법이다. 또는 심장의 박동이나 수축을 늦(낮)추는 약을 쓴다. 원인을 알지 못한다는 특발성 고혈압이지만 다양한 차원에서 개입하여 증상 발현을 억제하여 만성질환으로 유도하거나, 심장이나 뇌혈관병 같은 파생 질환을 예방하기도 한다.

운동하다가 발목을 접질러 붓거나 멍이 들고 아프다면 소염제나 진통제를 쓸 것이다. 얼음찜질도 추천된다. 하지만 부종과 발열, 통증 그리고 충혈과 기능 손상은 급성 염증의 5대 증상인데 이러한 병증은 한편으로 우리 몸의 치유 반응이기도 하다. 붓고 열이 나는 이유는 혈관과 림프관을 확장하고 혈소판이나 호중구를 끌어모으려는 기전이기도 하다. 면역계의 사이토카인이나 신경계의 신경전달 물질로부터 비롯되는 통증은 손상 부위를 보호하는데 필요부가결할 것이다.

만약에 얼음찜질을 한다면 부종, 발열, 통증 증상은 잦아들지만 혈관과 림프관은 오히려 축소되고 백혈구의 응집도 억제되어 급성으로 나을 수 있는 병을 불완전하게 낫거나 만성질환으로 끌고 가는 격이 된다. 소염제나 진통제도 냉찜질과 마찬가지 기전이다. 증상이 불편하고 고통스럽더라도 그것을 억제하거나 차단하는 행위는 신중하게 최소한으로만 해야 하며 치료 행위란 본질적으로 우리 몸이 하고자 하는 바를 도와주는 것이어야 한다.

반면에 야구 경기에서 선발 투수가 물러나 어깨에 얼음을 대는 경우는 혈관이나 림프관, 근육이나 인대가 손상되어 염증반응을 부르는 것과는 달리 과로로 인하여 열이 나는 것이기 때문에 우리가 운동하고 찬물로 샤워하는 것처럼 열기를 식혀주는 것이니 적절하게 하면 합당한 행위인 것이다.

그런데 과도하게 무조건적으로 소염제나 진통제, 항생제를 쓰고 냉찜질을 해서 면역반응이 억제 - 차단됨에도 불구하고 급성 염증반응으로 복구되는 많은 경우는 치료 행위가 적절해서가 아니라 우리 몸의 회복력 때문일 것이다. 이처럼 나무를 보되 숲을 보지 못하는, 빛을 보되

그림자를 깨닫지 못하는 경우는 면역반응을 억제하려는 기전인 항암 치료에도 많을 것이다.

간암을 치료하는 색전술은 심장에서 공급되는 동맥혈을 막아 암세포를 굶겨 죽이자는 전술이다. 결과는 실패! 색전술로 세포에 영양과 산소를 공급하는 혈관이 막히거나 소실되면 면역세포도 들어갈 수 없기 때문에 세균이나 바이러스에 쉽게 점령당하는 것을 우려해 우리 몸은 이렇게 반응한다. 간 조직에 상주하는 대식세포의 주도로 섬유모세포를 동원하여 조직을 섬유화해 버리니 일종의 소개작전이다. 암세포는 없어지고 그 자리는 섬유화되지만 다른 곳에서 다시 암세포가 생겨난다. 이런 과정이 반복, 확장되어 간은 점점 더 경화하고 암세포는 간의 다른 부위나 폐 등으로 전이한다. 암세포가 생겨나는 수단과 방법에 개입하여 차단하려고 할 뿐이고 암세포가 생겨나는 원인을 없애지는 못하기 때문이다.

삼중음성 유방암은 에스트로겐과 프로게스테론 그리고 사람상피세포성장인자 수용체HER2까지 차단하더라도 계속 자라나는 암이다. 무언가를 더 차단해야 한다면 면역세포성을 자극하는 사이카토인 신호일 것이며 아마도 이러한 신호는 주변에 상주하는 대식세포로부터 받을 것이다. 하지만 암세포의 성장을 억제하기 위해서 무엇을 차단할 것이 아니라, 오히려 무엇이 부족하여 정상 세포로 분화해야 할 세포가 암세포로밖에 될 수 없었는가를 살펴봐야 할 것이다.

무언가로 핍박해서 암세포를 억누르기보다는 무언가로 달래줘서 암세포를 진정시킨다는 발상에는 새로운 세계관이 필요하다.

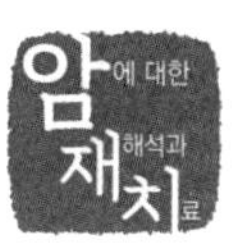

5.
암은 어떤 질환인가

암을 유전자 질환이라고 정의할 때 우리는 암을 전체적인 숲으로 보는 걸까? 아니면 부분적인 나무로만 바라보는 걸까? 아무래도 작은 것으로 나눠보는 나무를 보는 것이리라. 현미경 등으로 찾아볼 수 있는 최소한의 단위를 들여다본 모습이기 때문이다. 그렇다면 숲으로서의 암은 어떤 질환일까?

다세포 생물은 하나의 접합자zygote 또는 수정란 세포로부터 두 개, 네 개, 여덟 개 … 로 거듭 분열한다. 세포가 분열division하여 늘어날 뿐만 아니라 기능과 모양이 다른 세포로 분화differentiation함으로써 특수한 조직을 이루며, 특별한 기관을 만들어 개체가 형성되는데 이 과정을 '발생development'이라고 한다. 280일의 과정을 거쳐 엄마의 태에서 나온 뒤에도 사람의 세포는 계속해서 분열하고 분화하여 자신의 조직과 기관을 키우고 유지해 가는데 한편으로는 감염이나 부상, 노화 등으로 손상되고 손실된 부위를 보수하고 대체해줘야 한다. 손상, 손실된 세포, 조직, 기관을 보수, 대체하는 생리현상을 발생학에서는 재생regeneration이라고 한다. 성인의 뼈는 매해 10퍼센트 정도씩, 거의 10년에 걸쳐서 완전히 새것으로 바뀌고 간은 1년 정도 만에 새 간으로 되며 소장의 상피세포는 1주일 만에 모두 새것으로 대체된다. 이처럼 일생동안 지속되는 발생은 재생을 통해서 유지되고 완성된다.

하지만 손상을 보수하고 손실을 대체하려는 시도가 다 성공하는 건 아닌데 그중 하나가 암이고 다른 하나는 섬유화fibrosis(흉터)다. 낡은 것을 허물고 새것을 짓는 것이 혁명의 요체라고 한 어느 혁명가의 말처럼 손상을 보수하고 손실을 대체하려면 상한 곳을 해체하여 새롭게 건설하는 면역반응이 필요한데 면역반응의 결과에 따라서 재생의 형태가 결정되는 것이다. 다세포, 다조직, 다기관 생명체가 자신(즉 발생)을 유지하려면 재생에 의해서 보수되어야 하고 재생은 면역반응을 통해서 이루어지는 구조다.

병리학 교과서를 보면 상처가 회복되는 형태를 두 가지로 소개하는데 흉터 없이 완전히 회복되는 '재생recovery'과 흉터로 '복구repair'되는 섬유화다. 급성이든 만성이든 감염이나 부상 부위가 완벽하게 재생되지 못하고 흉터로 남는 이유는 뭘까? 재생할 세포에 필요한 만큼의 혈관망과 신경망을 더 이상 공급할 수 없기 때문에 조직에 상주하는 대식세포의 주도하에 섬유모세포가 분비하는 단백질로 뒤덮어버리기 때문이다.

예를 들어 간세포 근처를 오가는 혈관, 림프관, 쓸개관, 신경 등이 만성간염으로 폐쇄되거나 유실되면 간세포와 함께 재생할 시도를 중단하고 섬유화되는 것이다. 섬유화도 회복의 한 형태이기는 하지만 세포나 조직의 입장에서는 재생에 실패한 경우이자 암과는 달리 재생하려는 반응을 중단시킨 경우다.

섬유화는 왜 재생에는 실패하면서도 암과는 달리 재생하려는 시도를 중단시킬 수 있을까? 뿌리 내린 자리에서 먹고 사는 식물과는 달리 자연에서 동물은 움직여야 살 수 있다. 포식자든 피식자든 몸을 움직이는 것이 급선무이고 회복하는 것은 차선책이다. 혈관망이나 신경망을 촘촘하게 회복시켜 모든 세포를 재생시킬 수는 없을지라도 기관의 성능이 유지되는 정도라면 단백질 섬유로 상처를 덮고서라도 먹이 활동에 나서는 게 생존에 유리하기 때문에 재생을 중단하는 쪽으로 진화한 것이다.

섬유화와는 달리 암세포가 멈추지 않고 재생을 시도하는 이유는 자신이 속한 기관이 재생되어 되돌아오는 음성(억제) 되먹임 신호를 받지

[그림 4] 샘 구조

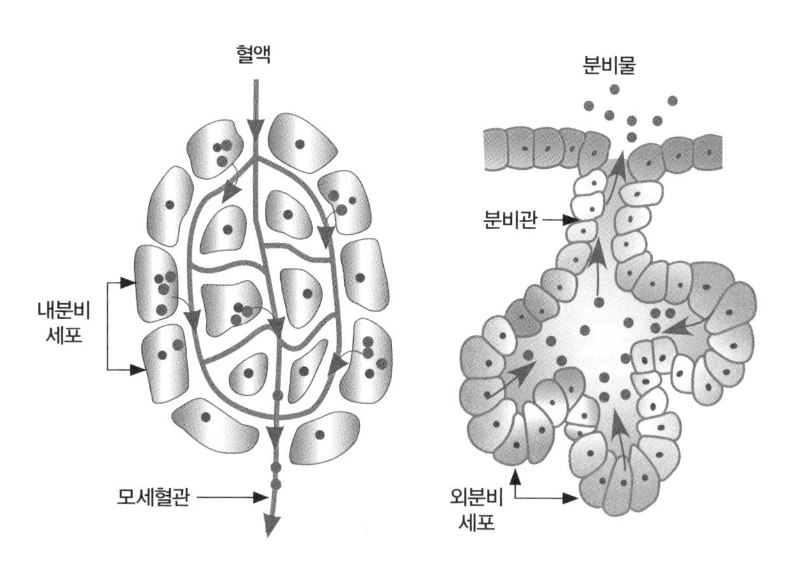

못하거나, 기관의 성능이 유지되지 않아 계속해서 재생을 요구하는 양성(촉진) 되먹임 신호를 받기 때문이다. 그렇기 때문에 샘암adenoma세포들은 끊임없이 분비샘을 만들려고 하고, 면역계 암종은 특별한 세포나

[그림 5] 재생 휴식과 재생 도모

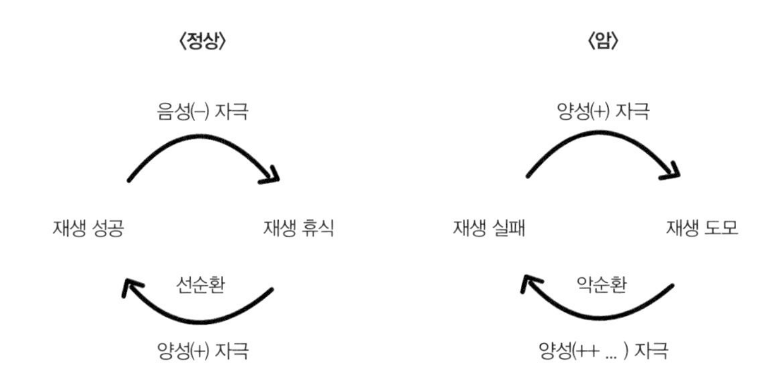

[그림 6] 정상 샘(왼쪽)과 샘암 또는 대장샘암(오른쪽)

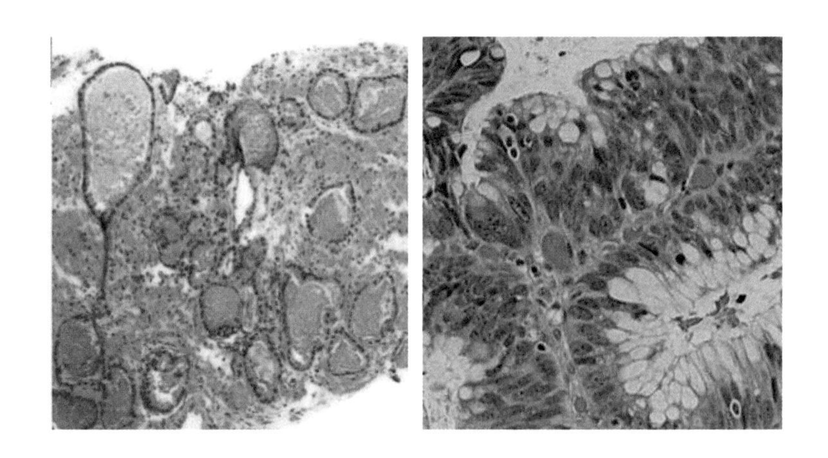

항체를 과다하게 만들며 전이암조차도 자신의 기관을 발생시키려고 다른 조직이나 기관에 착상하여 암세포의 태반으로 삼는다. 다기관 생명체에게 하나의 기관을 상실하는 것은 곧 전체가 위험해지는 운명공동체이므로 전체를 담보로 해서라도 부분을 재생시키고자 하는 원리가 암, 전이암의 생리인 것이다.

재생을 통해서 하나의 기관을 유지할 수 없을 정도로 면역반응이 실패를 거듭하는 이유, 즉 암이 생기는 결정적인 이유는 신경계의 항진으로 면역계가 억제되기 때문이다. 중환자실의 환자를 떠올려 보면 순환계 - 신경계 - 면역계 - 소화계 - 비뇨계 - 생식계 … 등의 계통 구조가 응급 상황에서는 어떻게 우선순위를 차지하고 또 우선순위를 내어주는지를 알 수 있다. 숨을 쉬고 심장이 뛰는 일이 곧 목숨이라, 호흡과 순환 계통은 다른 계통에게 자리를 양보할 수 없다. 호흡과 순환에 여유가 생기면 의식도 돌아오는데 이는 신경계의 활동이다. 중환자가 보통의 폐렴이나 욕창으로도 사망할 수 있는 이유는 면역력이 그만큼 약하다는 증거이며 면역계는 순환계와 신경계, 소화계와 비뇨계 등의 도움을 받아야 한다.

자연에서 동물은 맞서 싸우거나 피해 도망가야 하는데 이는 신경계, 즉 교감신경이 항진되는 일이다. 말초에서 신경과 동맥은 아주 거리가 가깝게, 함께 뻗어 가는데 정보와 영양을 주고받기에 유리하며 힘이나 속도를 순간적으로 가중하려면 혈액을 선택적으로, 집중적으로 해당 조직에 보내야 하기 때문이다. 이때 면역계, 소화계, 비뇨계, 생식계 … 등의 활동은 억제되거나 유보된다.

뇌로 가는 산소와 에너지가 몸 전체 소비량의 20~25퍼센트를 차지할 정도로 신경계를 발달시킨 인류는 고기나 곡식을 익혀 먹는 등 먹이

활동에 들이는 에너지가 줄어든 것 이상으로 항상적으로 신경계를 과민하게 쓸 여건이 된다. 심지어 거의 24시간 내내, 거의 사계절 내내 만들어지는 기억과 감정의 호르몬, 신경 물질 때문에 면역계, 소화계, 비뇨계, 생식계 … 등의 활동은 억제되거나 교란되어 손상될 위험은 커지고 수선될 기회는 적어진다. 이는 얼룩말이 사자에게 쫓기는 순간에는 신경계를 곤두세워 달아나야 하지만 안전거리가 확보되면 곧 다시 풀을 뜯는 데 집중해야 하는 상황과는 다르다.

따라서 대부분의 암은 스트레스 때문이며 트라우마이고 화병이다. 환자에게 물어보거나 들어보아도 다 그렇다. X레이, MRI, PET/CT 등 사진은 찍되 물어보지 않아서 그렇고 조직을 검사하되 들어보지 않아서 그렇지 사연 없는 암이 없고 아픔 없는 환자 없다. 사연을 듣고 아픔 아는 일이야 인문학이고 사회과학이 해야 할 일일 수는 있으나 눈물에 콧물, 불안이나 분노는 순수한 의학이자 자연과학의 영역과는 섞일 일이 없다고, 암을 치료하는 현대의학은 치부해왔다.

하지만 암세포를 지닌 환자가 사회적인 존재이고 암세포가 자라나는 연유가 사람 간의 사연에서 비롯되는데, 환자로부터 세포만 따로 도려내고 사연으로부터 결과만 따로 떼어낸다면 무엇을 위한 순수이며 누구를 위한 과학인가?

골수에서의 조혈이 부족하거나 실패하면 간이나 비장, 흉선과 같은 조직으로 조혈모세포가 이동하여 혈액세포를 만들어 내려고 하듯이 암세포도 자기 기관의 기능이 부진하거나 실패하면 다른 기관으로 가서라도 자신이 맡아 하던 점액분비샘이나 신경내분비샘을 재생시키려고 한다. 암은 제자리에서 재생에 실패하고도 다른 자리를 빌려 재생을 시도하는 생리적이면서도 병리적인 과정의 질환인 것이다.

암은 재생에 실패하여 재생을 시도하는 질환이고, 암세포는 자신의 유전자를 재조합하여 증식 - 침윤 - 전이해서라도 재생을 도모하는 세포로 바라보는 관점은, 암을 유전자가 결정하는 질환으로, 암세포를 유전자 돌연변이의 결과로 바라보는 관점과는 다르다. 유전자가 암세포를 만들어 내는 데 결정적인 역할을 하는 것이 아니라 세포가 유전자를 이용하여 암세포로 되기 때문이다. 비유하자면, 장난감 레고블록과 같은 유전자는 자기 스스로 판단하고 결정하여 암세포에 필요한 단백질을 만들어 낼 수 없다. 어린이가 다양한 레고블록을 조립하여 자동차나 배, 집이나 빌딩을 만들 때 똑같은 블록을 쓰기도 하지만 일부는 전혀 다른 블록을 쓰는 경우와 같다. 모양이나 크기가 다른 여러 가지 레고블록은 자기 스스로 차나 집을 만들어 내는 것이 아니라 사람이 차나 집을 만들기 위해서 선택하고 이용하는 수단인 것이다. 세포막이 없어 세포가 아닌 코로나 바이러스라 할지라도 인체에 침투하기 위해서 자신의 유전자를 재조립하여 다양하게 돌연변이를 하는 것이다. 유전자에서 단백질이 만들어지고 단백질에서 세포가 생겨나는 것이 아니라 세포가 유전자를 이용하여 단백질을 합성하는 것이다.

유전자에 의해서 세포가 결정된다는 식의 환원주의는 여성의 생리와 생리 주기가 여성 호르몬에 의해서 결정된다고 보는 것과 마찬가지로 현대의학의 근본 철학이다. 하지만 생리나 생리 주기는 여성의 총체적인 능력에 의해서 결정되며 호르몬은 생리와 관련된 신호나 정보를 전달하는 것이지 생리를 만들어 낼 수 있는 존재가 아니다. 생리는 난소나 자궁, 유방과 같은 생식기관 혼자서 하는 것이 아니라 뇌와 신경계, 골수와 같은 조혈기관 그리고 심지어 위나, 소장, 간과 같은 소화기관과도 연락 - 협조하여 하게 된다. 생리혈이나 젖은 난자나, 수정란, 젖먹이를 키우기 위해서 여성이 자신을 유지하기 위한 것 이상으로 만들어 내야 하는데 이때 호르몬은 여러 기관과의 연락을 취하는 데 이용되는 수단이다.

한 달이라는 생리 주기도 밑도 끝도 없이 호르몬이 알아서 결정한 것이 아니고 달의 공전 주기에 영향을 받아 변화하는 바닷가 환경에 의지하여 인류가 번식 활동을 하면서 우리 몸이 호르몬에게 시켜서 한 것이다. 정보 전달자로서 호르몬은 생리 주기에 일정 정도 영향을 미칠 수는 있지만 초경 이전이나 갱년기 이후의 여성에게 호르몬을 주입한다고 해서 생리를 하거나 배란을 계속하게 할 수는 없다.

소화기능 등 몸이 약한 여성은 초경이 늦어지거나 생리량도 적고 몇 달에 한 번씩 생리를 하거나 임신에 어려움을 겪고 완경이 빨라질 수도 있는 까닭이다. 호르몬 요법은 심지어 발암 요인일 수도 있는데 몸이 생리를 하거나 할 수 없는 조건에 역행하여 생식 세포의 분열 주기를 강요하거나 억제하기 때문이다.

6.
암세포는 어떻게 만들어지는가
- 분화와 역분화 -

암세포는 기관이나 조직, 세포를 재생하는 딸세포로 최종 분화하지 못하는 모세포다. 모세포(암세포)가 최종(정상) 분화하지는 못할지라도 분화한 정도에 따라서 미분화 암, 저분화 암, 고분화 암으로 나눌 수 있듯이 모세포가 딸세포로 분화하는 정도가 다를 수 있다. 반대로 딸세포를 기준으로 모세포 쪽으로 분화 정도를 표현하면 고분화 → 저분화 → 미분화 → 모세포가 되거나, 모세포에 가까운 분화 상태를 보일 수 있는데 이를 역분화(탈분화, 역형성)라고 한다.

암세포성 모세포가 만들어지는 과정은 정상 분화하지 못하는 딸세포가 역분화해서 생기는 것이다. 자동차 바퀴가 눈이나 진흙에 빠져서 전진하지 못하고 헛바퀴만 돌릴 때 후진을 했다가 다시 앞으로 나아가려는 운전방식이 있듯이, 세포가 역분화하는 이유는 손상된 부위를 재생하기 어려운 현재의 상황에서 물러나 다시 재분화를 도모하려고 하기

[그림 7] 재생싹*

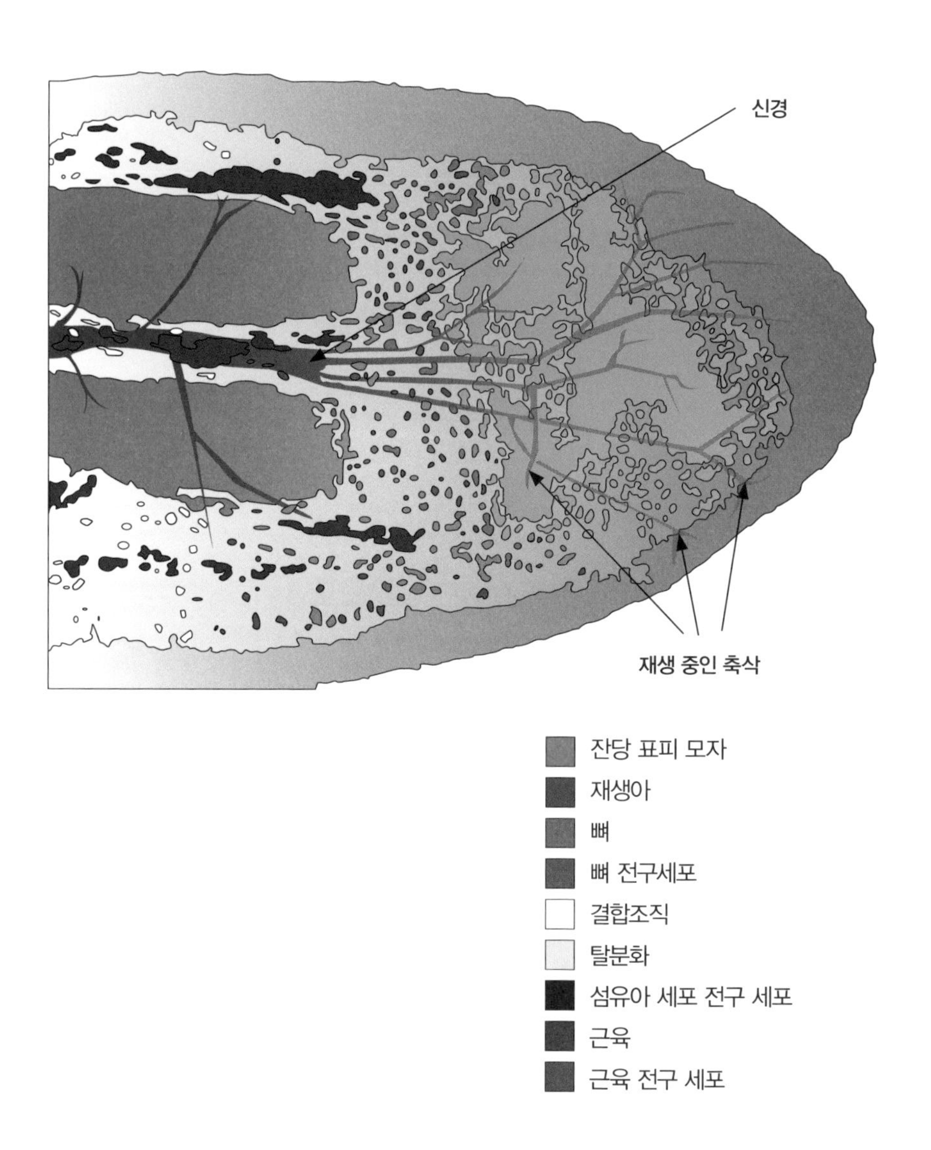

* 〈발생생물학(12판)〉, 스콧 길버트, 마이클 바레시, 라이프사이언스, 2023 참고

때문이다.

도롱뇽의 잘린 다리의 끝에서는 뼈, 연골, 섬유, 근육세포 등이 최종 분화 상태에서 탈분화하여 분화되기 전의 전구세포로 되돌아간다. 최종 분화된 세포로는 더 이상 분열 - 증식하는 능력이 안 되어 잘려나간 다리를 재생하지 못하기 때문이다. 전구세포로 역분화한 뼈, 연골, 섬유, 근육세포는 다시 분열하며 뼈, 연골, 섬유, 근육세포로 분화한다.

다만 상처 부위가 표피로 덮이지 않고 열려 있거나 신경이 닿지 않으면 재생에 실패하는 것으로 봐서는 역분화한 세포가 재분화에 성공할 조건이 있는 것이다. 예를 들어, 상피조직의 암세포가 재생을 도모하기 위하여 역분화했으나 재생에 실패하는 원인은 그 기반시설인 결합조직, 근육조직, 신경조직 등의 손상과 손실 또는 기능 부전으로 지원을 받지 못하기 때문이지 궁극적으로는 암유전자나 암세포의 특성 때문이 아니다.

암세포는 딸세포를 만들지 못한 전구세포성 또는 줄기세포성의 모세포이거나, 재생에 실패한 딸세포가 역분화한 모세포이거나 이 둘 모두가 실패한 재생을 도모하려고 활성화된 결과다. 그리고 암세포와 암세포의 성장과 진행을 지지지하는 혈관, 림프관, 신경, 섬유, 식세포 등등으로 이루어진 암조직은 도롱뇽의 달린 자리를 재생하려는 재생싹 blastema(재생아, 再生芽)과 같은 역할을 하기 위해서 생겨나는 것일 수 있다('8. 재생과 면역반응', 참고).

7.
재생 관련 질환들

우리 몸이 모양과 기능이 다른 여러 세포들로 구성되어 있다는 사실은 잘 알려져 있다. 편평상피세포, 입방상피세포, 원주상피세포, 중층상피세포, 거짓상피세포, 이행상피세포 등은 '상피'라는 이름에서 알 수 있듯이 상피조직을 이루는 세포들이다.

우리 몸을 구성하는 조직은 상피조직 말고도 신경조직, 근육조직, 그리고 결합조직 이렇게 네 가지가 있는데 우리 몸이 다세포, 다기관, 다계통으로 이루어져 있다는 사실에 비해서 네 가지 조직tissue 또는 조직론은 다소 낯선 개념이다. 신경조직의 세포에는 신경아교세포, 별아교세포, 미세아교세포, 희소돌기아교세포, 신경세포(뉴런) 등이 있으며 뉴런의 길이는 1미터에 이를 수도 있다.

결합조직의 세포들이 가장 다양한데 혈관이나 림프관, 뼈나 연골, 섬유 구조 등이 다 결합조직에 속하기 때문이다.

[그림 8] 몇 가지 상피세포 유형*

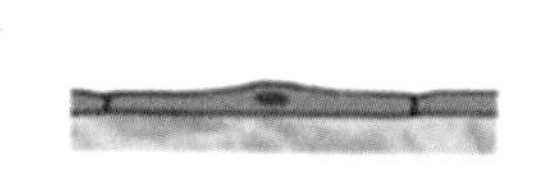

편평 상피세포

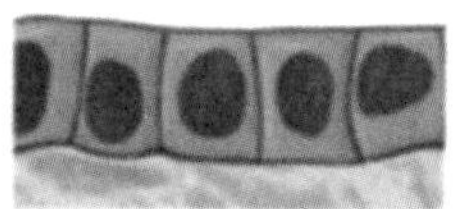

입방 상피세포

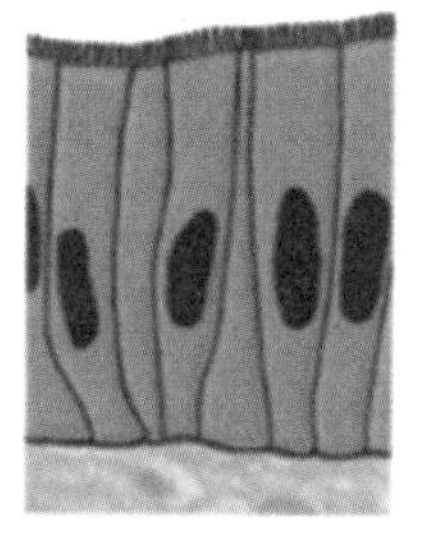

원주 상피세포

[그림 9] 인체의 조직**

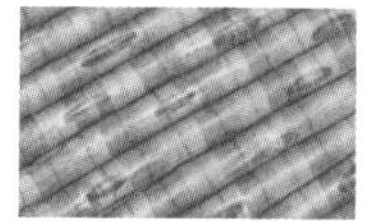
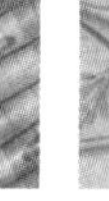

근육조직

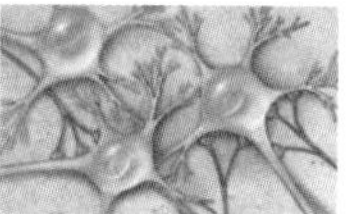

신경조직

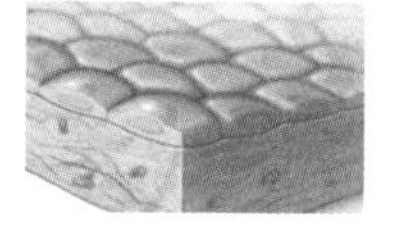

상피조직

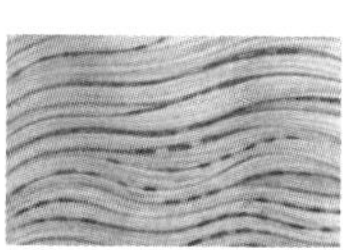

결합조직

[그림 10] 피부의 구조와 관련 조직들***

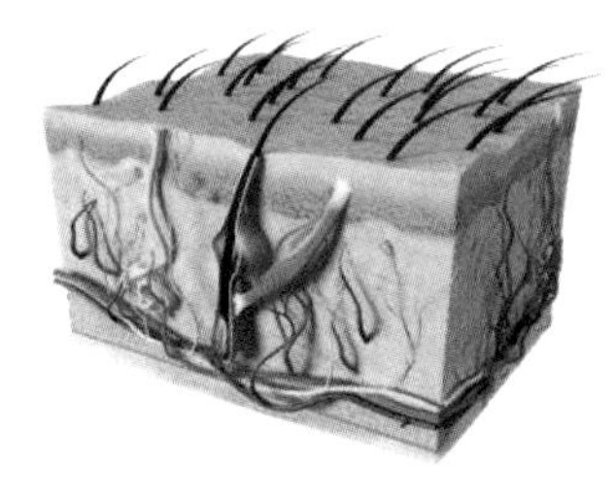

---

* 출처: 메타건강디자인연구소(https://blog.naver.com/emjcho/221377287256)

** 출처: 메타건강디자인연구소(https://blog.naver.com/emjcho/221377287256)

*** 출처: PHYSIOTHEPY(https://blog.naver.com/pt-at/221357576445)

우리 몸은 세포 - 조직 - 기관 - 계통을 만들어 내야 하고, 다시 말해서 발생시켜 내야 하고 감염, 손상, 노화에 대처하여 세포 - 조직 - 기관 - 계통을 보수해 나가야 한다, 다시 말해서 재생시켜 나가야 한다. 재생의 형태와 차원 그리고 규모는 다양한데 생리학, 병리학 교과서 내용을 재해석한 결과를 바탕으로 다음과 같이 몇 가지로 나눠 살펴보자.

1. 세포, 조직, 기관이 완전히 재생되는 경우

코로나에 걸려 회복되었다면 대부분은 상기도나 기관지 또는 폐의 세포, 조직, 기관이 완전히 재생된 경우일 것이다. 감염, 손상, 노화에 대해서 대부분은 완전히 재생된다.

2. 세포는 재생이 안 되지만 조직은 재생되는 경우

화생(化生)

습관적으로 담배를 피우면 기관이나 기관지의 원주상피세포 자리의 세포가 섬모원주상피세포가 아니라 중층편평상피세포로 분화한다. 원주상피가 잘 죽는 환경에서 중층편평상피는 살아 남을 수도 있지만 감염에 대한 보호 기전인 점액 분비와 섬모운동을 잃게 된다. 침샘, 췌장, 담관 등의 분비관 안에 생성된 돌 역시 정상적인 분비성 원주상피를 중층편평상피로 대체시키는 원인이 될 수 있다.

더 잘 알려진 경우로는 장상피화생이 있다. 식도의 편평상피세포가 위나 장의 원주상피세포로 분화하는 바레트식도염의 경우다. 식도의 세포가 점액을 분비하여 역류하는 위산으로부터 보호하려고 원주상피

[그림 11] 바닥막(membrane, 기저막)

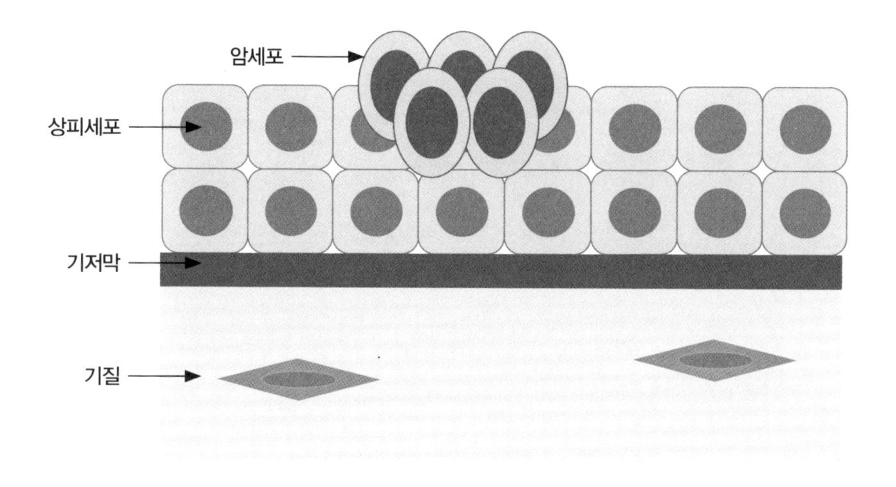

세포로 되는 것이다.

화생이란 하나의 분화된 세포 유형이 다른 분화된 세포 유형으로 변형되는 것이며 거의 항상 조직의 손상, 복구, 재생과 연관되어 발생한다.*

세포의 화생metaplasia은 똑같은 세포로의 재생에는 실패하나 상피조직은 여전히 유지되므로 조직 차원에서는 재생이 되었다고 볼 수 있다.

세포가 적응하는 한 가지 형태인 화생은 조직은 유지되더라도 그만큼 세포 바깥의 환경이 악화되어, 적응하기 위해서는 다른 세포로 분화되어야 함을 의미한다.

* 〈병리학〉, 아불 아바스 외, 범문에듀케이션, 2018, 295쪽

[그림 12] 만성육아종성염증 1*

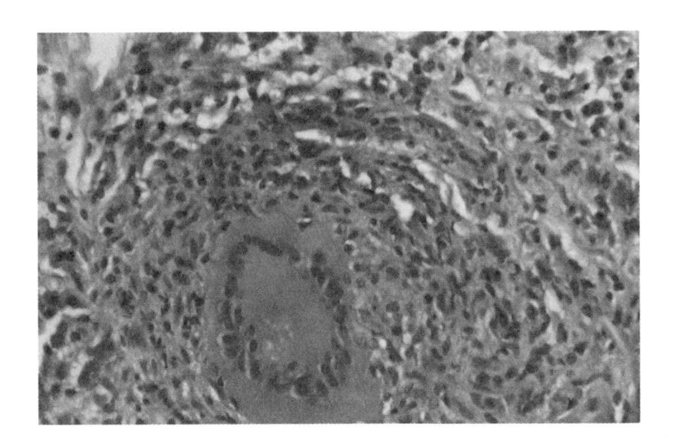

[그림 13] 만성육아종성염증 2**

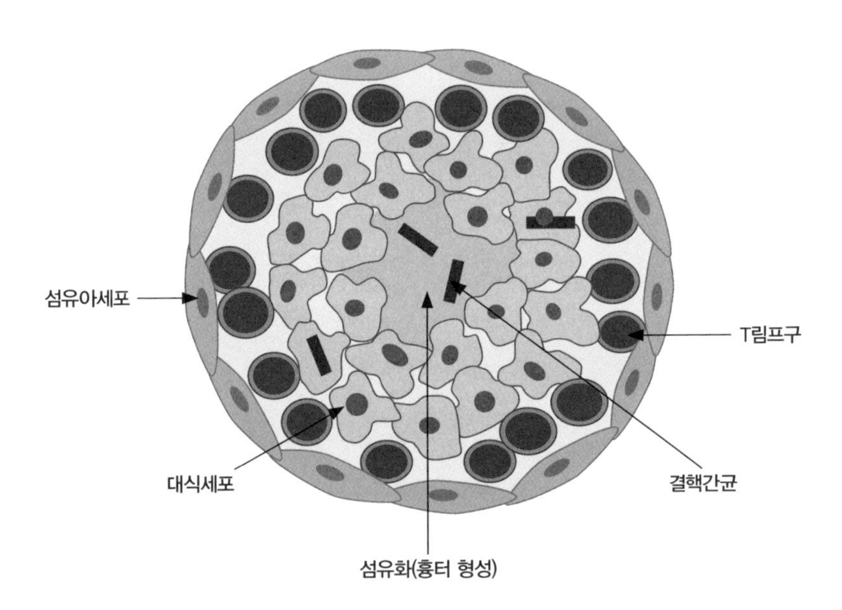

* 〈병리학〉, 아불 아바스 외, 범문에듀케이션, 2018 인용

** 〈병리학〉, 아불 아바스 외, 범문에듀케이션, 2018 참고

형성이상

세포의 형성이상으로 상피조직은 편평세포의 규칙적인 분화가 없고 비정형성 형성이상* 세포로 채워진다. 핵은 비대해지고 세포질은 극성이 없는 다형태성이며 정상적인 분화기능을 상실한 수많은 세포가 표면으로 향한다. 상피내암종 또는 침습전신생물이라고 하는데 세포가 상피조직의 바닥막을 침투하지는 않았기 때문이다.**

화생의 경우에는 상피조직 안에서 다른 세포로는 분화가 가능한 조건이었다면 형성이상의 경우에는 상피조직 안에서는 어떠한 세포로도 정상적인 분화가 불가능한 조건이며 조건이 더 나빠지면 세포가 바닥막을 침투하여 상피조직을 벗어날 수도 있다는, 즉 암세포로 될 수 있다는 사실과 과정을 보여준다.

여기서 아주 중요한 사실이 있다. 다른 세포로 분화하는 것을 감수하고서라도 세포는 가능한 한 조직을 유지하려고 한다는 점이다. 정상적으로 분화가 불가능한 환경에서라야 혈관이나 림프관 같은 결합조직을, 근막이나 장막 같은 근육조직을, 신경과 같은 신경조직을, 그리고 다른 기관을 찾아 침투하여 자신을 분화시켜 조직을 재생하고 기관을 유지하려고 한다는 점이다. 세포가 악성이어서가 아니라 조건이 악성이어서 그렇다는 점이다, 유전자가 변이해서 세포에게 지시를 내리는 게 아니라 조건에 맞춰 적응하려고 세포가 유전자를 재조합한다는 사실이다.

---

* 염색체나 세포가 정상이 아닌 사태로 변하는 것이다.

** 〈병리학〉, 이불 아바스 외, 범문에듀케이션, 2018, 295쪽

3. 세포와 조직이 모두 재생이 안 되어 다른 조직으로 재생되는 경우: 섬유화

섬유화는 상피세포(또는 간세포와 같은 실질세포)와 결합조직이 모두 콜라겐 섬유로 대체되기 때문이다. 간섬유화, 폐섬유화, 콩팥섬유화 등등이 있으며 세포 - 조직의 상실 정도에 따라 황달이나 부종, 복수 등의 증상이 나타날 수 있어 해당 기관의 기능도 그만큼 상실되었다는 것을 의미한다.

예를 들어, 결핵은 결핵균에 의해 발생하는 만성 전신질환일 수 있는데 특히 폐에 발생한다. 면역력이 떨어져 대식세포가 결핵균을 삼켜서 용해시키지 못하면 만성육아종성염증이라는 동심원 모양의 포위망

[그림 14] 만성표재성위염 → 만성위축성위염 → 장상피화생 → 형성이상

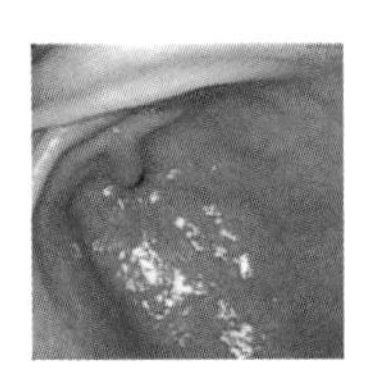

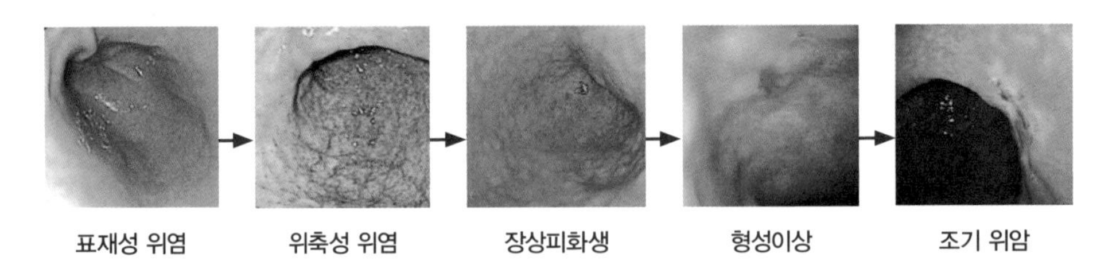

을 구축한다. 결핵균이 갇혀 있던 중심부는 결국 괴사하고 재생되지 않은 채 석회화섬유성 결절로 남는다. 1950년대를 전후한 시기에는 결핵으로 인한 사망률이 제일 높았을 정도로 위험한 질환이었다.

4. 세포 - 조직 - 기관 차원에서도 재생에 실패하는 경우: 암

생태 환경이 건강한 숲에서는 나무 한 그루가 죽는다고 해서 숲 전체에 영향을 미치는 일은 결코 없다. 빈자리는 새로운 씨앗이 움터 자라거나 주변 나무들이 가지를 뻗을 것이기 때문이다. 암도 비록 하나의 세포에서 시작하지만 건강한 조직과 기관에서는 하나라도 생겨날 수가 없다. 일설에는 우리 몸에서 매일 수천 개의 암세포가 생겨나지만 건강한 면역계에 의해서 제거된다고 하는데 암세포가 왜 생겨나는지에 대한 근거가 없는 말이다. 1천만 분의 1에서 1억 분의 1정도의 확률로 돌연변이가 생긴다면 하루에 재생되는 3,300억 개 정도의 세포에는 암세포도 있다는 계산법이지만, 세 살배기가 백혈병에 걸리기도 하지만 백살 노인은 무탈한 경우도 많기에 세포분열의 오류로 암세포가 발생한다는 확률론으로는 암의 발생원인을 설명하지 못한다.

면역계가 건강해서 세포 - 조직 - 기관을 재생하는 데 문제가 없다면 암세포는 애초부터 생겨날 이유가 없는 것이다. "아니 잠깐! 암세포는 본래 아무 이유 없이 생겨난다니까! 생명현상이란 결국 물리화학적으로 환원되는 현상일 뿐 이유가 따로 없다니까!!"라고 주장하는 게 '이기적 유전자'를 설파하는 현대의학의 말씀이다. 하지만 세포와 그 공동체(유기체)가 물리화학적 구조물인 유전자를 재조립해서 환경에 맞게, 환경의 변화에 맞게 적응하려고 한다는 게 물리화학적인 생명현상의 위대함이다.

양손에 나뭇가지를 쥐고 구부리면 툭 하고 부러지는 지점은 약한 곳, 힘이 집중되는 곳이지만 부러지지 않은 다른 부분도 힘을 받는다. 예를 들면 위암은 위의 한 부분에서 시작되지만 만성표재성위염→만성위축성위염→장상피화생→형성이상 등으로 진행하면서 기관 전체를 재생하는 데 한계에 부딪히는 상황에서 발생한다.

음식이 들어오면 위액으로 버무려 죽으로 만들어야 하는데 위샘을 이루는 점액세포, 으뜸세포, 벽세포 등이 정상적으로 분화해서 기능을 유지하지 못하는 상황이다. 위액이 부족할수록 위샘에 대한 요구는 커져서 수준 미달한, 불량한 샘과 세포가 다량으로 만들어지는 악순환이 위암이다. 잊지 말아야 할 사실은 바닥막membrane(기저막) 위에서 분화하는 상피조직의 샘세포 자체가 불량해서가 아니라 바닥막 아래 결합조직에 있는 혈액, 림프, 신경 등의 보급이 불량하기 때문이라는 점이다.

암세포가 상피층을 벗어나는 이유는 보급품과 보급로를 찾기 위함이며 이때 제자리를 떠나는 암세포는 점액세포나 으뜸세포, 벽세포로 분화하기 전의 줄기세포이거나 역분화dedifferentiation한 줄기세포성이다. 그렇기 때문에 자리를 벗어나 이동할 수 있으며 점액세포나 으뜸세포, 벽세포로 다시 분화하여 샘을 이룰 잠재적인 가능성을 가지고 다른 조직이나 기관으로 침윤, 전이하는 것이다.

8.
재생과 면역반응

암은 제자리에서 재생에 실패하고도 다른 자리를 빌려 재생을 시도하는 질환이다. 현대의학은 위를 다 떼어내고도 식도와 소장을 이어서 사람을 살리지만 자연에서는 하나의 기관을 잃는다면 죽음과 직결되므로 인체는 죽기를 각오하고서라도 암세포에게 전신을 내어주는 것이다. 우리 몸은 암세포를 살려보려고 하므로 면역계도 암세포를 죽이기는커녕 도와주는 것이다. 면역계가 암세포를 딴 몸이 아니라 한 몸으로 여기니 암세포를 알아차리기가 어렵고 죽이기란 더욱 어렵다.

'BRCA 유전자'는 가족력이 있어 미리 유방을 절제한 배우 안젤리나 졸리로 인하여 유명세를 탔다. BRCA 유전자는 손상된 DNA를 복구하는 기능을 하는데 선천적으로 변이될 확률은 1,000명 중에 1명 정도이며 변이된 BRCA 유전자를 가진 여성이 유방암에 걸릴 확률은 60~80퍼센트, 난소암은 40퍼센트나 된다고 한다. 남녀 모두 대장암,

췌장암, 담낭암, 담관암과 남성 전립선암에 걸릴 확률도 일반인보다 2~3배 높다고 한다.

그런데 선천적으로 돌연변이 유전자를 가지고 있는데도 암에 걸리지 않은 경우는 왜 그럴까? 그리고 선천적인 유전자라 하더라도 사춘기가 아니라 그로부터 20년이나 30년 혹은 그 이후에 생식기 암이 발병하는 이유는 뭘까? 암이 발병하는데 따라서 치료하는 데도 유전자는 하나의 변수, 조절 가능한 하나의 변수는 아닐까?

가임기 여성은 주기적으로 생리를 하는데 생리주기 중에서 생리혈이 멈출 때쯤부터 유방의 상피세포들이 증식한다. 배란기가 되면 샘꽈리의 수와 크기가 늘며 유관도 확장되어 유방이 커진다. 증식된 세포와 부산물들은 다음 생리 때 세포자멸사하고 퇴출되는데 림프절, 주로 겨드랑 림프절을 통해서 배출된다.

선을 그어 가슴을 4등분하면 바깥 위쪽 분면에 겨드랑 림프절이 많이 분포한다. 그래서 다른 분면보다 암이 잘 생긴다. 운행량이 많고 사고 위험도 높은 병목 지점처럼 림프절이 잘 막히기 때문이다. 췌장암이 췌장의 머리에서 많이 생기는 이유도 담석 등으로 췌액이 잘 막히기 때문이며, 전체에 비하면 짧은 길이의 구불결장이나 직장에서 대장암의 40퍼센트가 생겨나는 이유도 대변이 오랫동안 지체하여 머무르는 곳이기 때문이다.

구두도 광을 내려면 때를 먼저 빼야 하듯이, 얼굴에 분을 바르려면 먼저 지워야 하듯이, 여성의 유방에서 다음 달에 새로 증식하여 가슴을 부풀리려면 이미 낡아버린 증식물들을 배출해야 한다. 이 역할은 림프절과 면역계가 담당한다. 생리 주기에 따라 반복되는 면역 활동에 의하여 유방과 생식기관의 재생이 보장되는 것이다. 선천적으로 발암 관련

[그림 15] 췌장 구조

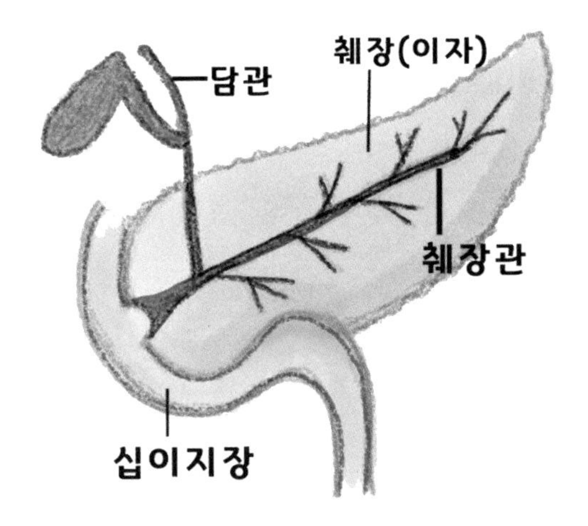

유전자를 가지더라도 면역반응이 성공하여 재생이 유지되는 한, 해당 유전자는 발현될 필요가 없는 것이다. 혈액, 림프, 신경, 호르몬 등의 영향으로 면역 활동이 교란되거나 억제되어 유방의 상피조직이 재정비에 실패하고 정상적인 젖샘을 만들기에 불리한 조건이라야 해당 유전자의 발현이 자극되는 것이다.

여성의 생리는 달이 공전하는 주기에 맞춰서 하므로 정상적으로는 29일 전후가 되며 월경(月經)이라고 한다. 대초원을 이동하는 누*떼가 우기에 맞춰서 일제히 새끼를 낳듯이 인류도 진화 과정에서 달의 영향을 받아 변화하는 바닷가의 환경에 맞춰서 잉태하는 시기가 있었을 듯하다.

* 소과에 속하는 포유류다. 소처럼 생긴 외모와는 달리 실제로는 영양 종류로 사슴영양과 가깝다.

생리 주기를 결정하는 것은 호르몬이 아니며 호르몬을 수단으로 삼을 만한 진화적인 환경요인이 있었던 것이다. 일생에서 가임기 전후에, 가임기와는 다른 호르몬의 시기가 있는 이유도 호르몬 자신이 스스로 결정하는 게 아니고 몸의 조건을 반영해서 결정되는 것이다. 호르몬은 의사를 전달하지 결정하지는 않는다. 현대과학이 신호전달 물질로서 호르몬을 발견하고 합성까지 하게 된 업적이야 위대하지만 의사 전달 물질을 의사 결정 물질로도 여기고 동일시함으로써 오류와 부작용이 생겨난다.

피임과 피임약으로 여성의 삶의 질이 좋아진 점에 대해서는 두 손 모아 감사드리지만, 여성 호르몬 요법은 유방암의 위험 인자다.

> 2002년에 미국에서 시행된 여성건강에 대한 주도적 연구 결과는 이 요법의 몇 가지 이로운 효과를 지지하는 데 실패함으로써 과학계에 충격을 주었다. … 에스트로겐과 프로게스테론을 혼합 복용한 17,000명의 여성이 참가했다. … 5년 후에 보고된 바로는 유방암, 뇌졸중 그리고 정맥혈전색전증의 위험을 증가시키는 것으로 밝혀졌고 심혈관계 질환을 예방하는 효과도 없었다. … 에스트로겐 – 프로게스테론 복합처방에 의한 호르몬 요법은 평균적으로 5~6년 후에 유방암의 발병 위험을 높인다.
>
> 노인 여성에서 확인되는 에스트로겐 양성암의 수는 … 폐경기 호르몬 요법의 결과로 인해 증가되고 있다.
>
> 유방암의 위험은 … 지연임신, 더 낮은 임신율, 그리고 모유 수유의 감소가 포함된다.

(《병리학》, 아불 아바스 외, 범문에듀케이션, 2018, 1146~1148쪽)

피임을 위해서든, 배란을 위해서든, 갱년기 증상을 완화하기 위해서든 호르몬 요법은 몸이 하고자 하는 의사, 할 수 있는 의지를 충분히 반영하지 않고 억지 춘향격으로 의사와 의지를 강요하여 표적 기관에 전달하므로 표적 기관은 무리하게 되고 몸에서는 조화가 깨진다.

폐경기 여성이 생리를 중단하는 근본적인 원인은 여성 호르몬이 적어져서가 아니다. 2세를 만들 때 정자를 만들고 사정을 하는 과정까지만 참여하는 남성과는 달리 여성은 임신, 출산, 수유를 맡아야 하기 때문이다. 갓난애를 핏덩이라고 하듯이 산전에는 2인분의 혈액을 만들어내야 하고 산후에도 2인분의 영양을 공급해야 한다. 단순히 호르몬만 만든다고 해결될 문제가 아니며 그런다고 생식계통에만 책임 지울 업무량도 아니어서 소화계, 면역계, 순환계, 비뇨계 등이 동원되어 젖과 혈액을 만들고 공급해야 한다. 칠칠사십구 나이가 되면 이와 같은 기능은 계속하기 어려워 생리를 중단하겠다는 의사 결정을 내리는 것이다. 호르몬이 아니라 우리 몸, 유기체가 말이다.

암세포나 암조직이 재생에 실패하는 이유는 낡은 것을 허물고 새것을 짓는 데 참여하는 면역반응이 실패하기 때문이다. 면역결핍증 환자나 장기이식을 받아 면역억제제를 쓰는 경우에 암 발생률이 올라가듯이 면역억제제, 면역차단제는 장단기적으로 모두 다 재생에 불리할 수 있고 암을 유발할 수 있다.

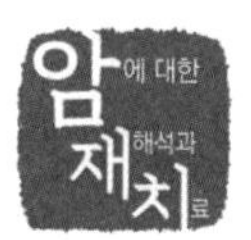

9.
재생과 신경

세포 - 조직 - 기관이 재생되려면 그 기반시설인 혈관, 림프관을 비롯한 결합조직과 신경조직, 근육조직 등이 함께 회복되어야 한다. 특히 만성 염증과 섬유화 등으로 주변 시설이 손상된 조건에서 발생하는 암의 경우는 더욱 그러하다. 암이 재생에 실패하는 질환이라는 점을 상기하면서, 도롱뇽과 생쥐의 연구 사례를 통해 재생에 미치는 신경의 영향을 살펴보고자 한다.

성체 도롱뇽은 사지가 절단되더라도 남은 사지 세포들이 적절한 순서로 재배열되어 새 사지를 만들어 낸다. 잘린 부분의 세포들이 탈분화를 통해서 재생싹regenerative blastema을 형성하며 재생싹은 상대적으로 덜 분화된 세포들의 응집이다. 재생의 단계는 다음과 같다.

1. 혈액과 면역세포가 절단 부위로 흘러들어 빠르게 혈전을 이룬다.
2. 상처는 줄기세포와 주변의 증식할 세포들을 활성화시킨다.
3. 표피세포가 상처 가장자리를 따라 이동하여 상처 위에 표피를 만든다.
4. 표피세포가 이동하고 증식하여 상처 표피가 모자처럼 두꺼워진다(정단표피모자 형성).
5. 정단표피모자 아래에서 기존의 뼈세포, 연골세포, 섬유아세포, 근육아세포들은 분화된 세포의 개별 특성을 잃는 탈분화가 진행된다.
6. 정단표피모자 아래에서 탈분화된 전구세포(모세포)들이 모여 재생싹으로 발달한다.
7. 재생싹의 전구세포(모세포)가 증식 - 분화하여 새로운 사지가 재생된다.

도롱뇽의 사지가 잘리면 혈장이 응고한다. 6~12시간 안에 남은 토막의 표피세포는 상처 표면을 덮기 위해 이동하여 표피를 형성한다. 사지로 연결되었던 신경은 절단면 가까이에서 퇴화한다. 이후 4일간 상처 표피 아래 조직의 세포외기질은 단백질분해효소에 의해 분해된다. 뼈세포, 연골세포, 섬유아세포, 근육아세포들은 급격히 탈분화하여 분화세포로서의 특성을 잃는다. 이들 탈분화 세포들은 활성화된 줄기세포와 함께 손상 표피 아래로 이동하여 재생싹을 형성하고 근육세포는 탈분화한 이전의 근육세포로부터, 진피세포는 탈분화한 이전의 진피세포로부터, 연골은 이전에 탈분화한 연골과 진피세포로부터 다시 만들어진다.

상처 덮개(정단표피모자)가 없거나 신경이 없으면 재생싹은 자라지 않는데 특히 신경이 없으면 덮개가 기능하지 않고 재생싹의 분열과 증식이 중단된다. 신경은 도롱뇽의 사지가 재생되는 데 절대적이다.

최근에 신생 생쥐의 심장 재생도 신경 신호 입력에 의존적이라는 사실이 보고되었다. 신생 생쥐에서 기계적으로 신경을 자르거나 화학물질로 콜린성 신경기능을 억제하면 심장 재생이 억제된다. 또한 도롱뇽의 재생에서처럼 손상된 신생 생쥐의 심장내피에서 Neuregulin-1(일종의 신경성장인자 단백질)의 발현이 증대되며 심장의 신경이 제거되면 발

[그림 16] 도롱뇽 사지 재생의 단계

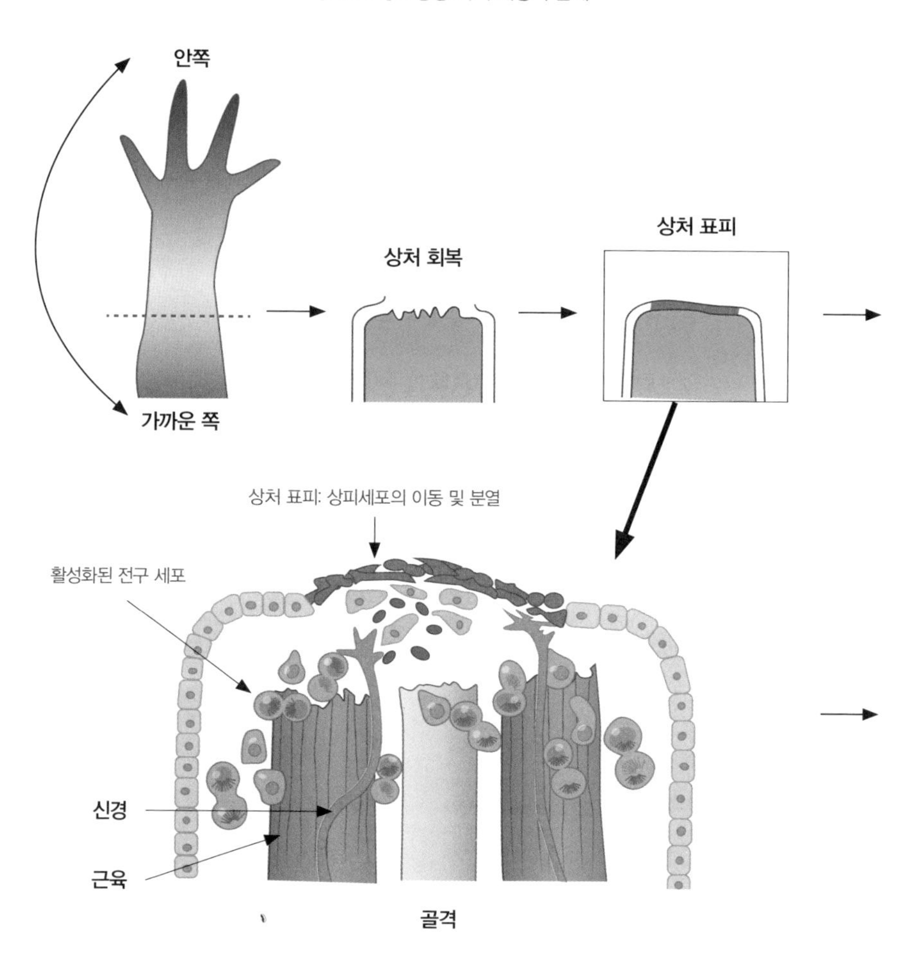

현증대가 사라진다. 신경을 잘라낸 심장에 Neuregulin-1을 발현시키면 다시 재생된다.*

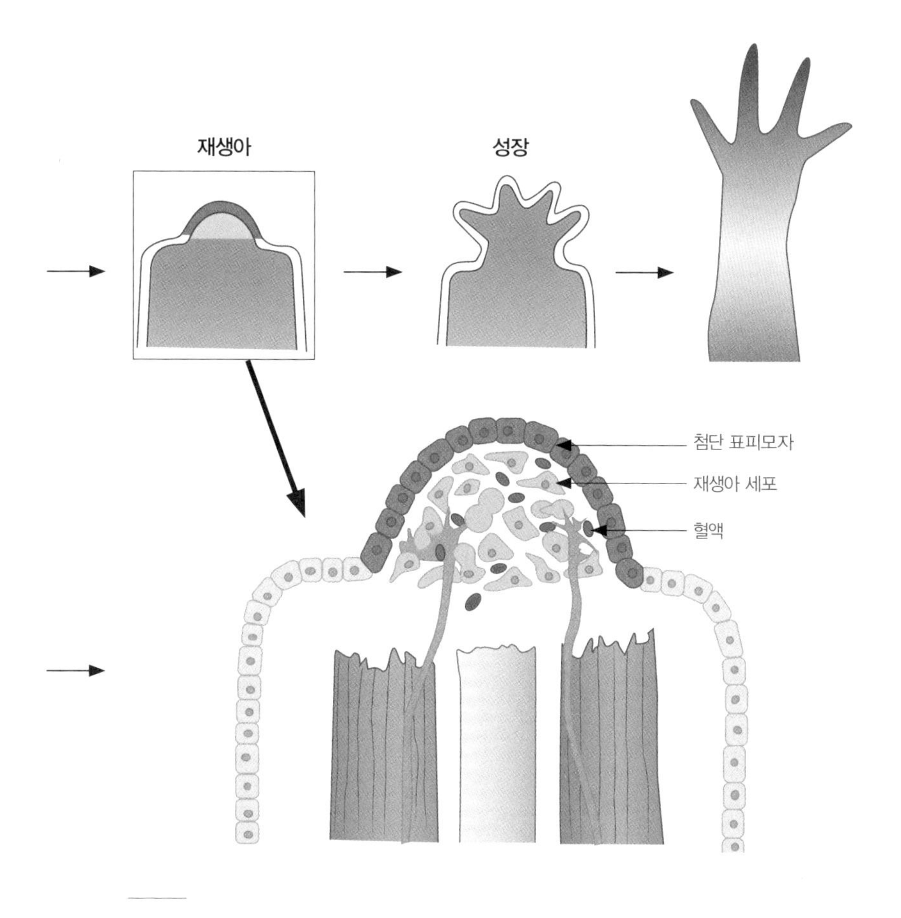

* 이상의 내용은 라이프사이언스에서 출간한 〈발생생물학〉의 내용을 참고했다.

신경과 신경 신호는 재생에 절대적으로 필요한데 모든 세포 - 조직 - 기관이 재생되려면 신경망으로 연결되어 혈액, 림프액, 호르몬 등의 흐름이 유도되고 조절되어야만 하기 때문이다.

과도한 감정과 심리적인 스트레스가 암을 일으키는 가장 일반적인 원인일 수 있는 이유도 신경계가 항진하면 면역계, 소화계, 비뇨계, 생식계 등등이 억제되거나 교란되어 감염되거나 손상된 부위가 악화되고 결국 재생에 실패하게 되기 때문이다.

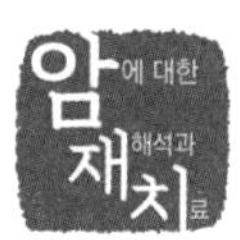

10.
면역계와 소화계

다세포 - 다조직 - 다기관 - 다계통으로 구성된 우리 몸은 분업하고 협업한다. 또한 하나의 기관이 공동의 기능을 하기도 하는데 피부나 호흡기, 생식기, 소화기의 점막은 강력한 방어조직이고 면역 기관이며 면역계와 협업한다. 우리 몸에서 가장 큰 림프절이기도 한 비장spleen(지라)은 골수나 흉선(가슴샘)처럼 대표적인 면역 기관으로 알려져 있는데 한편으로는 소화 기관이기도 하다.

뭐든 잘먹는 사람을 일러 "비위가 좋다"라고 하고, 어떤 음식이 "비위에 안 맞다"거나 사람이나 사건을 보고도 "비위가 상한다"라고 하듯이 한의학에서는 비장을 소화 기관으로 여긴다. 그럴만할까? 비장은 다음과 같은 일을 한다.

1. 비장 적색속질의 비삭에 위치한 대식세포는 미생물, 세포찌꺼기, 노후되거나 비정상적인 혈구 등 혈액내의 불순물을 탐식하고 제거한다. 적혈구는 비삭에서 정맥동으로 이동하면서 뒤틀리는데 적혈구의 탄력이 감소한 경우 비삭에서 대식세포에 포식되어 제거된다.

2. 비장의 백색속질은 면역반응의 주요 기관이다. 림프절에서는 림프관을 거쳐서 항원이 들어온다면 비장에서는 혈류로부터 직접 항원을 받는다.

3. 배아가 착상하고 2주 뒤부터 2개월까지는 난황주머니에서 주로 원시적혈모구primitive erythroblasts가 생겨난다. 태아 6주부터 6~7개월까지는 비장과 간에서 조혈하며 생후 2주까지 계속된다. 태아 6~7개월부터는 골수가 가장 중요한 조혈기관이 된다. 비장은 태아기의 조혈 장기 중의 하나다. 태어난 뒤 심한 빈혈이나 골수증식종양 등이 있으면 비장에서 골수외 조혈이 일어난다.

(《혈액학》, 대학혈액학회, 범문에듀케이션, 2018, 194쪽)

위와 같은 비장의 기능을 통하여 알 수 있는 사실은 다음과 같다.

비장은 면역 기관이면서도 동시에 소화 기관이다

제자리에서 뿌리를 내려 먹고 사는 식물과는 달리 동물은 움직여야 살 수 있다. 동물이 부상을 당하여 움직일 수가 없으면 먹이활동도 제한되어 굶주릴 수 밖에 없는데 이때 비장이 자기 몸의 일부를 재활용하여 먹이를 공급한다. '비장 적색속질의 비삭에 위치한 대식세포는 미생물, 세포찌꺼기, 노후되거나 비정상적인 혈구 등 혈액내의 불순물을 탐식, 제거하여' 에너지원으로 쓸 수 있도록 하는 것이다. 자가포식, 자가 소화 기관으로서 비장은 먹이가 부족한 응급 상황을 넘기면서 먹이활동 대신 면역활동에 집중할 수 있도록 도와준다. 면역기관이자 소화기관인 셈이다.

면역 기능은 영양 공급에 의존한다

임신 초기에 혈액 전구세포는 비장에서 만들어지는데 비장은 태아의 난황주머니로부터 발생한다. 난황주머니나 비장, 간은 영양을 공급하는 기관이거나 소화기관이다. 면역 기관과 면역세포가 전적으로 영양 공급에 의존한다는 뜻이다. 소화기관은 알부민과 같은 혈장 단백질을 만들거나 공급하기에도 유리하다.

자연에서 부상은 곧 굶주림으로 이어지고 발적, 부종, 발열, 통증 등을 동반하는 염증반응은 먹이활동을 더욱 제한한다. 굶주림이 강요된 상황이기는 하지만 중환자나 수술 전후 환자처럼 식이를 제한하고 면역반응에 집중하는 선택은 필요하기도 하고 유리하기도 하다. 다만 단기전으로 끝내지 못하고, 병들어 못 먹고, 못 먹어서 더욱 병드는 장기전에서는 악순환의 고리를 끊어 내는 게 매우 중요하다.

골수에서의 조혈이 부족하거나 실패하면 간이나 비장, 흉선과 같은 조직으로 조혈모세포가 이동하여 혈액세포를 만들어 내려고 하듯이 암세포도 자신이 재생하려는 기관의 기능이 부진하거나 실패하면 다른 기관으로 가서라도 자신이 맡아 하던 점액분비샘이나 신경내분비샘을 재생시키려고 한다. 따라서 '암세포에서 분비되는 단백질INSL3이 뇌신경계의 식이조절에 관여하는 신경세포에 작용하여 암 환자의 식욕을

[그림 17] 비장(단면)

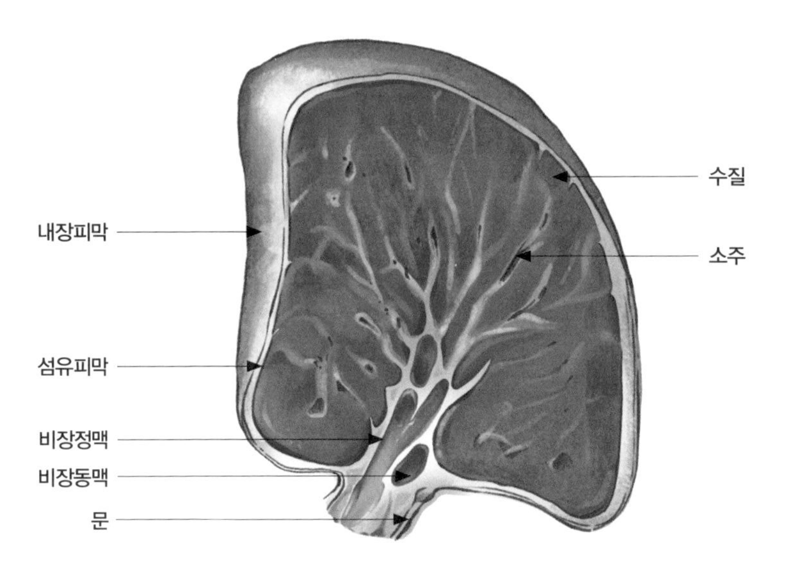

[비장의 기능]

1. 혈액의 저장(크기와 무게가 변할 수 있다.)
2. 혈액의 여과, 순환혈액으로부터 이물질 제거
3. 비장의 적색수질은 림프구 생성능력과 포식능력
4. 노쇠 적혈구 파괴
5. 비장의 순환은 비장동맥을 통해 비장으로 들어갔다가 비장정맥, 간문맥을 거쳐 간으로 간다.
6. 면역계로서 항체를 형성하며, 항체에 달라붙은 세균이나 작은 물질들을 제거한다.
7. 골수의 기능이 떨어진 경우 혈액의 세포 생성을 보조한다.

떨어뜨리는 것"*으로 알려져 있듯이 면역계는 소화계보다 우선하여 작동하며 소화계의 활동을 제한할 수 있다.

수술, 항암, 방사선으로 대표되는 현대의학의 암치료법은 암세포만 없애면 되고 암세포만 죽이면 된다는 국지전술이자 단기전술이다. 암이 암세포로부터 생기고 암세포는 유전자 때문에 만들어진다는 철학적 환원주의가 바탕에 깔려있지만, 세계대전을 거치면서 없어져야 할 것은 모두 전쟁의 대상이며 전쟁이라면 승리할 자신이 있다는 미국식, 자본주의식 발상이기도 하다. 현미경을 수단으로 세균을 발견하고, 현대과학이 화학적으로 항생제를 합성하기까지에 이르러 의학사에서 대발전, 대성공을 거둔 코흐나 파스퇴르의 세균학설도 '암치료는 암세포를 제거하는 것'이라는 전술방식에 물론 커다란 영향을 끼치고 있다.

하지만 암세포는 병원성 세균과 같은 외래물질이나 이물질이 아니다. 1970년대에 미국의 닉슨 정부가 했던 것처럼 '암과의 전쟁을 선포'할 수 있는 대상이 아니다. 암세포는 단지 자기 자리에서 재생에 실패하여 다른 자리에서 재생하려는 세포다. 이 점을 먼저, 분명하게 해야 한다. "죽일 것인가 살릴 것인가!" 이것이야말로 문제다. 현대의학의 관점에서는 암을 치료한다는 것은 암세포를 직접적으로 없애는 것이기 때문에 다른 치료나 방법은 모두 부차적이거나 별 의미가 없다. 심지어 항암 부작용으로 토하거나 못 먹고 골수 기능이 억제되어 면역세포가 줄어들더라도 어쩔 수 없는, 필요한 과정으로 여긴다. 세포독성 항암제에서 표적 항암제로 발전했더라도 암세포를 죽이겠다는 표적으로 삼는 발상에는 변함이 없다. 그리고 재발암, 전이암에는 여전히 세포독성 항

* 유권 등 한국생명과학 연구원이 발표했다.

암제를 많이 쓰고 있다.

반면에 한의학과 한약으로는 어긋난 비위를 맞춰줄 수가 있다. 항암으로 떨어진 식욕을 북돋아 줄 수 있다. 호중구 수치가 바닥을 치지 않게 영양을 공급해 줄 수 있다. 암 환자는 왜 한의학을 기피하고 한약을 멀리해야 하는가? 한의학은 유전자를 고칠 수 없어서? 한약으로는 암세포를 죽일 수 없어서? 유전자 생물학에 따른다면 황기, 인삼, 감초나 강황, 당귀, 작약의 유전자는 사람의 유전자와 다른 것보다는 같은 것이 훨씬 많을 것이다. 그런데도 이들 약초로로부터 암 환자가 도움을 받을 수 있다는 논리는 유전자 이론과 배치되는가? 절대로 그럴 수 없을 것이다. 증명되지 않았다고? 사실 이론에 대한 증명은 이론으로 하는 게 아니고 임상 실천으로 하는 것이고, 분자 수준의 기전을 밝히는 것이라면 현대과학이 맡아져 증명해야 할 임무이지 '한약은 의학적인 근거가 없다'고 매도할 이유가 못 된다.

암을 낫는다는 것은 먹고 싸고 숨을 쉬면서 살아갈 수 있다는 의미이지 분자 수준에서 낫는 것을 목표로 하지는 않는다. 수많은 항암제가 재발이나 전이, 진행하는 암에 대해서 속수무책인 이유도 '암세포를 몇 밀리미터 줄였는가' 하는 분자적인 기전을 기준으로 삼는 현대의학의 기준 때문이기도 할 것이다.

반대로 한의학에서는 분자 수준의 성분만을 추출해서 쓰지 않고 사시사철 또는 3년이나 6년을 땅과 하늘의 기운, 유기체가 의존하는 환경 물질과 성질을 내재화한 유기체를 약으로 쓴다. 황기를 써서 지친 기운을 북돋아 고여있는 부종이나 복수를 흐르게 해서 뺄 수가 있고 쓸개돌이나 췌장돌, 전립선돌이나 침샘돌도 녹이거나 움직여 빼낼 수가 있다. 인삼을 써서 점액이나 소화액, 분비샘의 진액을 보충하고 흐름을 개선할 수 있으며 당귀를 써서 혈액이나 림프액을 보충하고 그 흐름을 개선할 수 있다.

설사 암세포를 죽이려고 들지라도 죽이기가 만만치 않을 뿐더러 재발하거나 전이한다는 게 또한 문제다. 1980년대에 전두환 정권이 했던 것처럼 '범죄와의 전쟁'에도 범죄가 사라지지 않는 이유는 범인을 단죄하더라도 범죄가 발생할 소지는 따로 남아있기 때문이다. 따라서 암세포를 죽이는 것과 암을 치료하는 것이 다를 수 있다는 점도 분명하게 인정해야 한다.

방사선 치료로 암세포가 없어지는 원리는 방사선으로 암세포를 직접 죽이기 때문이 아니라 암세포에 공급되는 혈관의 내피세포가 손상되기 때문이라는 주장이 있다. 혈액 중의 혈장 성분에는 나트륨이나 칼슘, 마그네슘 등 전해질이 풍부하여 다른 조직보다 혈관은 전자기 에너지에 더 민감하다. 고압선 가까이서 작업하는 전기 노동자에게 림프종과 같은 혈액성종양이 생기는 원인도 피부나 내장의 세포보다는 전자기 에너지에 민감할 환경인 혈관이나 림프관의 내피세포가 손상되어 면역계 세포로 가는 보급선이 끊기기 때문일 것이다.

녹용이나 별갑, 구판은 혈액과 림프액, 혈관과 림프관의 재생을 도와줄 수 있다. 박치기로 승부를 결정짓는 숫사슴은 머리로 기운을 쓰는데 매년 자라나는 뿔에다 혈기를 모아 자신의 위용을 과시한다. 녹용은 골수와 혈액의 재생 물질과 성질이 집합된 곳이다. 그렇다면 암세포도 잘 자라게 할 수 있지 않느냐고 반문하겠지만 암세포는 혈액이나 림프액을 공급받지 못해서 생겨난다. 원발암 병소에 혈액이나 림프액이 확산되지 못하면 정상적인 조직 구조를 이루지 못하여 암세포는 더 빨리 자랄 요구, 양성 되먹임 신호를 받게 되며 조건이 더 악화되면 더 나은 조건을 찾아 떠난다. 동맥혈을 차단하는 색전술은 결국 간암을 치료하지 못하는데 정상 세포는 혈액이 부족하여 섬유화되고 암세포는 혈관을 찾아 떠나기 때문이다. 많은 범죄가 사회적인 현상이듯이 암도 암세포가 처한 환경적인 현상이다.

자연에서 부상은 곧 굶주림으로 이어지고 발적, 부종, 발열, 통증 등을 동반하는 염증반응은 먹이활동을 더욱 제한한다. 부상, 감염이나 굶주림 상황에서도 비장이 면역기관일 수 있는 이유는 혈액 속의 외래 항원에 대항하여 면역 감시, 면역반응을 잘할 수 있도록 구조를 갖췄을 뿐 아니라 분당 150밀리리터 정도의 혈액(영양) 공급을 받을 수 있기 때문이다. 우리 몸의 면역계는 소화계와 분업할 뿐만 아니라 소화계로부터의 보급에 의존하는데 감염이나 부상 상황에서 잘 드러나며 비장이 면역 기관이면서도 소화 기관인 이유다.

살면서 어렵고 힘이 들 때 조그마한 위로나 도움이 큰 힘이 될 때가 있다. 아플 때도 그렇다. 감기로 오한이 나면 문을 여닫는 바람에도 치가 떨릴 수 있고 암이 퍼졌더라도 밥을 넘기면서 기사회생할 수도 있다.

한의학과 한약은 그 조그만 차이를 만들어 낼 수 있다. 조그마한 차이로 구토가 멎을 수 있으며 밥 냄새를 맡을 수가 있고 밥을 넘겨 대소변을 볼 수가 있게 된다. 출혈이 멎으며 통증이 줄고 잠에 들게 할 수가 있다. 수술을 하고도, 또는 수술을 못 할지라도 2년이나 3년, 5년은 짧은 시간이 아니다. 젊은 사람의 암이 대체로 빨리 진행되는 이유는 그만큼 기관을 재생할 가능성도 활발하다는 뜻이다. 암세포를 키우는 물꼬를 재생하는 데로 틀어주어야 하는데 비장과 같은 소화기관이 해야 할 역할이다.

11.
다세포 공동체, 단세포와 다세포

단세포와 다세포의 공통점과 차이점을 살펴보는 것도 암을 이해하는 데 도움이 된다. 암은 다세포 생명체에만 있을 수 있다. 호흡, 순환, 소화, 배설, 생식 등을 단세포는 혼자서 다 해내야 하지만 다세포는 '따로 또 같이' 해낸다. 분업하며 협업하는 것이다. 물론 단세포와 마찬가지로 각각의 다세포는 호흡, 순환, 소화, 배설, 생식 등등을 세포 차원에서도 해내야 한다.

다세포 생명체는 각기 다른 조직tissue과 기관organ을 통해서 분업하고 협업하므로 자신의 조직과 기관을 유지하는 일이 소속된 세포의 임무다. 단세포가 세포 자신만을 유지하려 한다면 다세포는 자신이 속한 조직이나 기관을 유지하려고 한다는 뜻이다. 다만 단세포든 다세포든 세포 바깥의 환경에 반응하고 적응해야 하는데 다세포에게는 공동체 안의 환경도 세포 바깥의 환경이 될 수 있다. 단세포인 시아노박테리아는

[그림 18] 단세포

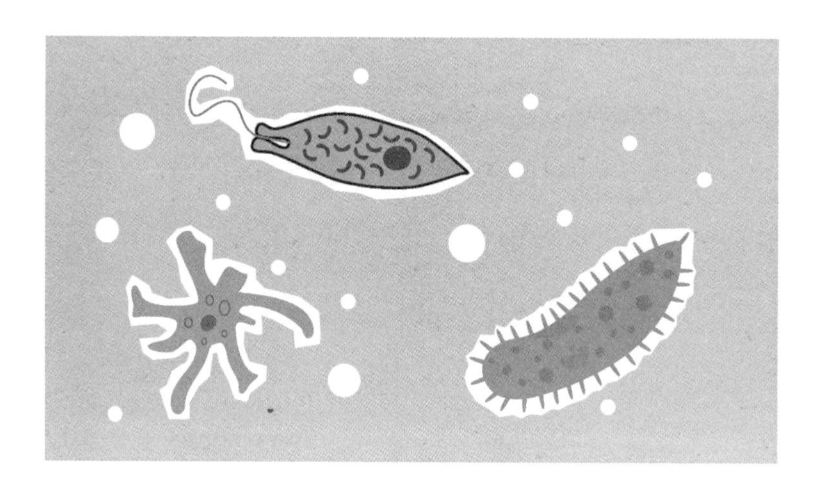

광합성을 하려고 빛을 좇아 움직인다. 다세포인 위 점막의 세포도 본래의 위치에서 혈액이나 림프 공급, 내분비나 신경 신호를 받지 못하면 점막층에서 점막하층으로, 점막하층에서 근막층으로, 근막층에서 복막층으로 보급품을 좇아 움직인다. 자신과 협업하는 다른 세포가 오지 않으니 자신이 몸소 가는 것이다. 세포 간의 접착을 풀고, 바닥막을 녹이며, 세포골격을 바꿔서 세포 바깥의 환경에 적응하려고 하는 것이다.

세포는 자신의 임무를 수행할 뿐이다. 조직과 기관을 유지하려고 조건에 반응하고 환경에 적응해서 자신의 운명을 개척해 나갈 뿐이다. 우리가 그것을 암이라고 부를지라도.

[그림 19] 세포 간의 접착*

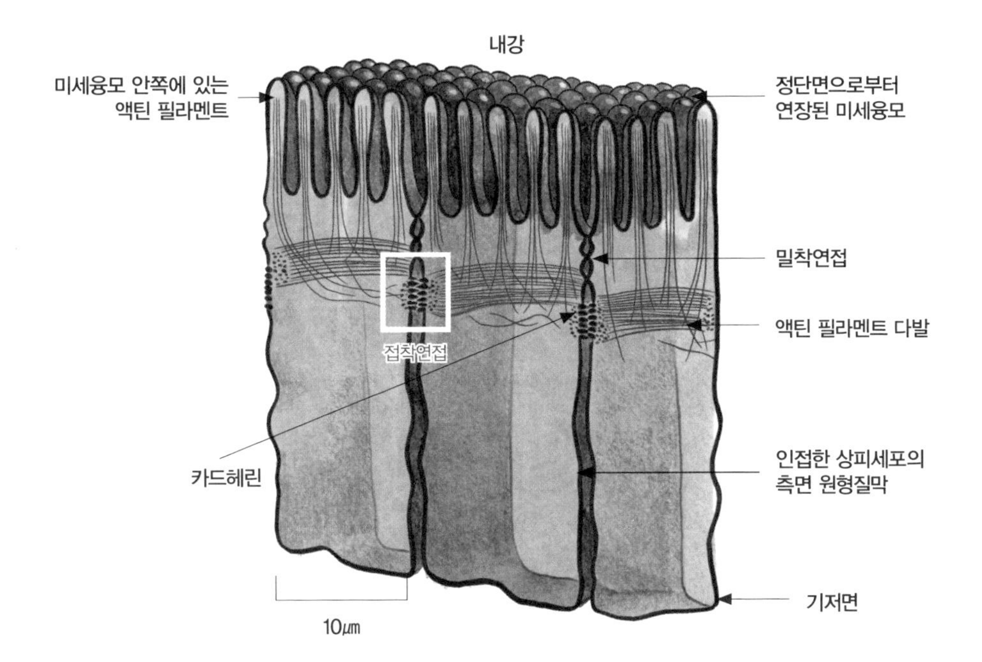

* 출처: 〈필수 세포생물학〉, 브루스 알버트, 라이프 사이언스, 2019.

12.
부분과 전체

도대체 암세포를 이해해 줄 수 없는 까닭은 암세포가 자신만을 위해서 전체를 희생시킨다고 확신하기 때문이다. 태생이 한 식구라면 大를 위해서 小가 희생되고 전체를 위해서 부분이 양보하는 게 지당하거늘 도대체 암세포는 도가 통하지 않고 덕이라는 걸 알지 못하니 인정 베풀 것 없이 사정 봐줄 것 없이 죽이는 게 상책이고 없애는 게 급선무다.

인체와 양립불가 전체와 화해불가

작은놈 수술하고 큰놈은 약을먹여

일찍이 떼어내고 늦으면 줄인다네

방사선 민감한놈 쪼여서 태워내고

행여나 재발할새 항암을 해야하네

암이라 남과달라 세포가 불어나고

당뇨나 혈압달리 세포가 옮겨가며

눈이나 붙은듯이 다리나 달린듯이

여기서 증식하고 저기에 전이하니

너죽고 나살자네 너비록 한몸이나

암세포는 끊임없이 증식하고 막무가내 전이하여 저살자는 탐욕위해 자기 몸을 제물삼는 이해불가 세포일까? 아니면, 우리 몸이 암세포를 살리고자 억제않고 관문없이 허용하여 피도 살도 보태주고 뼈속까지 내어주어 죽음불사 희생할까? 암세포에 대한 우리의 감정이나 믿음과는 달리 우리 몸은 암세포를 도와주고 키워주는 것이 사실이다. 왜 그럴까? 혈관내피세포는 암세포를 위해 핏줄을 만들어준다. 뼈에 상주하는 대식세포인 파골세포는 뼈를 긁어내서 다발성골수종 세포가 증식하도록 둥지를 틀어준다. 척추는 전립선암세포에게 자리를 내어주고 간이나 허파도 여러 암세포들의 보금자리가 되어준다. 이 모든 것이 암세포만의 단독 범행으로 가능할까? 공동범행이라면 왜 그럴까?

부분은 전체와 같기 때문이다. 부분이 곧 전체이고 전체가 곧 부분이기 때문이다. 1, 3, 5, 7, 9 … 홀수는 1, 2, 3, 4, 5, 6, 7, 8, 9, … 자연수 전체 집합의 부분 집합을 이루지만 홀수는 어떤 자연수와도 일대일로 짝을 맞출 수 있다. 홀수 부분과 자연수 전체의 숫자가 같다는 이야기다. 프랙탈 구조도 부분과 전체가 같다는 예가 된다.

다세포 - 다조직 - 다기관 - 다계통으로 이루어진 자연의 유기체에게 부분의 상실은 곧 전체의 소멸로 직결되기 때문에 전체를 담보로 해서라도 부분을 살리려고 하는 것이 암이다.

치료란 우리 몸이 하려고 하는 바를, 우리 몸이 해내지 못하는 바를 알아내서 돕는 일이다. 우리 몸은 암을 통해서 무엇을 하려는 것일까? 우리 몸은 무엇을 해내지 못해서 암이 생기는 것일까? 암을 조기에 발견하기 어려운 까닭은 우리 몸이 암세포를 자신의 일부로 간주하기 때문이고, 암세포를 떼어내기가 어려운 까닭도 우리 몸이 암세포를 살리고자 하기 때문이다. 부분을 살리고자 전체를 희생하는 모순, 죽지 않으려고 죽음을 마다하지 않는 이 사연 깊은 모순이 암이다.

암을 하나의 모순이라고 하는 말은 얽히고 설킨 매듭을 풀 듯이 해야 하지 알렉산더 대왕처럼 단칼에 자른다고 해결될 문제가 아니라는 뜻이다. 어떠한 암이든지, 누구의 암이라도 사람과 사람의 관계에서, 사람과 일의 관계에서, 사람과 환경의 관계에서 발생하고 해소되며 호흡계 - 순환계 - 신경계 - 내분비계 - 면역계 - 소화계 - 비뇨계 - 생식계

[그림 20] 프랙탈 구조의 예

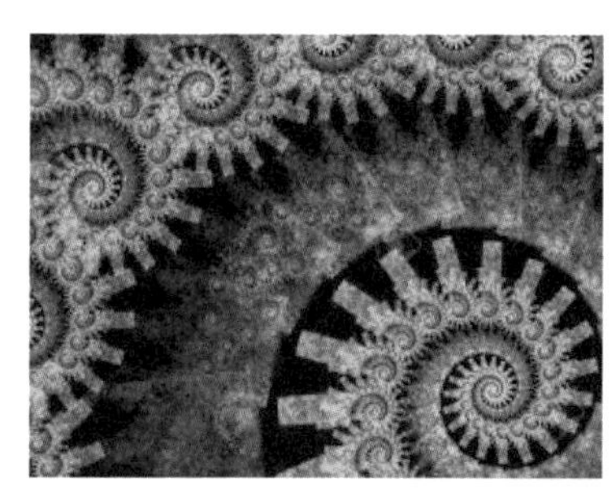

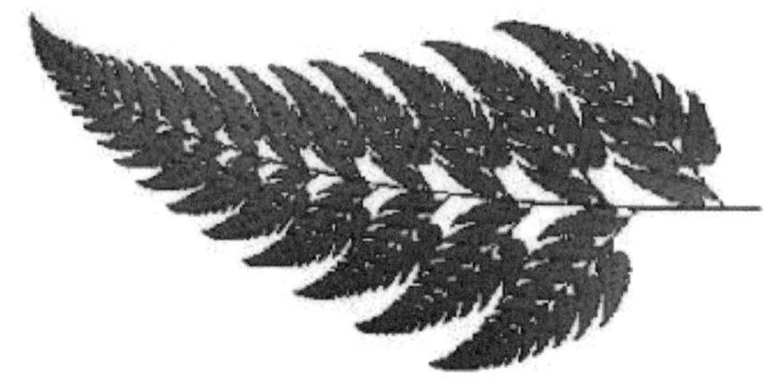

…의 관계에서 발생하고 해소된다.

암은 암세포 때문이니 암세포를 죽여서 암을 낫는다거나 유전자가 고장 나 암이 생기니 유전자를 고쳐서 암을 낫는다는 방식으로는 모순을 인정하거나 이해할 수가 없다. 암은 일방적으로 해를 끼치는 쪽과 일방적으로 해를 당하는 쪽이 있을 뿐이라거나 일방적인 원인에 따라 일방적인 결과가 발생하는 직선적인 관계로밖에 이해하지 못한다.

전체로부터 소외된 부분이 암세포로 되어 역으로 전체에 손해를 끼치며, 암세포로 될 수 밖에 없어서 돌연변이를 하고 돌연변이를 하여 암세포가 되는 순환 관계를 이해하지 못한다. 전체를 살리기 위해서는 부분이 희생해야 한다는 형식논리만 요구할 뿐 부분을 살리기 위해서 전체가 희생되는 변증논리를 인정하지 못한다.

부분을 얻기 위해 전체도 내어주는 게 암의 생리이기 때문에 암을 치료하려면 그야말로 전인 치료, 사람을 치료해야 한다. 불만과 분노, 불안이나 갈등, 긴장과 과로에서 놓여나 만족하고 기뻐하며 화해하고 용서하며 위로받고 안심해야 한다. 신경계가 누그러지면 억제되어 밀려났던 면역계가 되살아나 활동한다. 교란되어 밀려났던 소화계도 되돌아와 움직인다. 비뇨계도 환영하고 생식계도 환호한다. 심호흡이나 단전호흡은 신경계를 안정시키는 데 상상 이상으로 강력한 힘이 있는데 생명을 유지하려면 느끼고 움직이는 신경보다 호흡이 우선하기 때문이다.

암은 질긴 인연과 해로운 습관, 골 깊은 감정과 자포자기한 행동의 결과일 수 있다. 부인과는 이혼하고 장성한 아들의 결혼식에도 초대받지 못한 인연과 인생이 위암으로 이어지거나 미(美)에 대한 기준과 집착으로 잦은 다이어트를 한 결과가 대장암일 수도 있다.

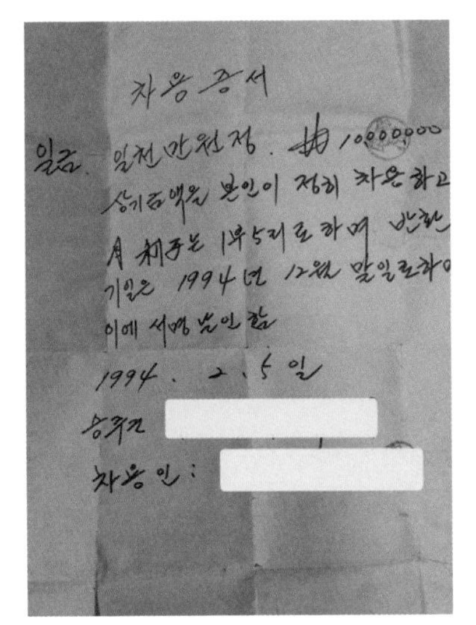

차용증서

일금 일천만원정. ₩10000000

상기금액을 본인이 정히 차용하고

月 利子는 1부5리로 하며 반환

기일은 1994년 12월 말일로하여

이에 서명 날인 함

1994. 2. 5일

차용인 :

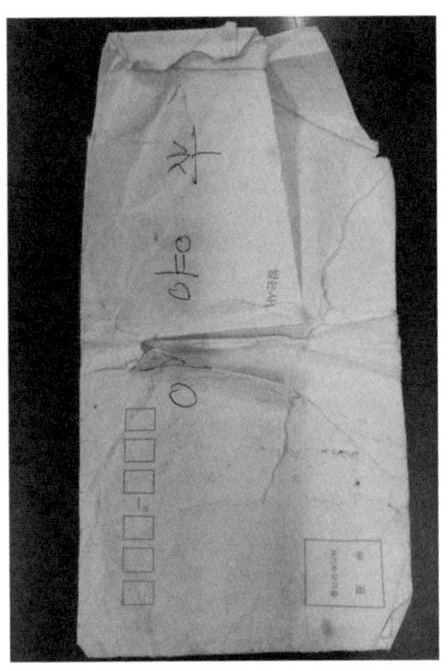

[그림 21] 암 환자가 호소한 사연*

고부간의 갈등이 담도암으로 이어지거나 사업에 실패하고 전립선암을 얻을 수도 있다. 100명의 암환자에게는 100가지 사연이 있는데 특정한 부위에 특정한 암이 발생하는 이유는 그 기관이 약했거나 그 기관이 무리가 되었기 때문이다. 불을 아니 땠는데 굴뚝에서 연기가 나는 경우는 못 보았다. 따라서 치료는 분자 수준에서 미시적으로 해야 할 뿐만 아니라 인생 수준에서 거시적으로도 접근해야 한다. 암에 걸린 것은 세포만이 아니고 사람이기 때문이다.

---

* 100명의 암환자에게는 100가지 사연이 있는데 (유방암 환자가 꺼내든 사연으로, 다니던 교회 장로에게 빌려줬으나 받지 못했다고 하소연해서 변호사에게 알아보니 변제받을 수 있는 법적인 기한이 지나 차용증의 효력이 없다고 했다. 이후로도 버릴 수가 없다고 손가방에 계속 넣고 다니셨다.)

13.
암은 왜 생기는가

생물학이나 의학에서는 "왜?"라는 물음을 좋아하지 않을뿐더러 한사코 배제하려고 한다. 암이 왜 생기는지 물으면 우연히, 확률적으로 생긴다고 대답할 뿐이다. 대신에 "어떻게?"라는 물음을 반기며 그것을 밝혀내면 노벨상도 탈 수 있다. 어떠한 병이 '어떻게 발생하는가'를 병리기전mechanism(機轉)이라고 하는데 기계처럼 부품들이 서로 맞물려 돌아갈 뿐 거기에 어떤 의식이나 의지가 개입할 필요는 없다는 인식이다.

그래서 암이 어떻게how 생기는지를 물으면 유전자라는 부품이 탈이 나서 생긴다고 대답한다. 유전자가 왜why 고장이 나느냐고 물으면 다만 우연히, 확률적으로 고장이 나지 무슨 이유는 없다고 한다. 따라서 암은 복불복으로 생기는 것이지 누구의 잘못도 아니라는 위로의 말을 전하는 것이리라. … ㅠㅠ 다시 유전자가 어떻게how 고장이 나는지 물으면 삽입, 결실, 중복, 역위, 전좌의 기전mechanism(機轉)으로 발생한다고 대답한다.

암세포가 발생하거나 암세포가 죽지 않는 분자적인, 분자 수준의 병리 기전이 있기 때문에 분자적인, 분자 수준의 약을 쓰고 치료를 해서 병리기전을 어떻게 해서든 막아내면 된다는 믿음이다. 암세포가 왜 생겼는지 안다고 하더라도 어떻게 막을지를 알지 못한다면 결국 소용이 없다는 현실론이자 실용주의다. 하지만 왜 생기는지를 알면 안 생기게 할 수도 있지 않을까? 암이 재발하는 이유는 암을 치료했는데도 없어지지 않고 남아있는 세포 때문만이 아니라 암세포가 완전히 없어진 뒤에도 암세포가 다시 생겨날 원인이 재발하기 때문이다.

암은 왜 생기는 걸까? 이유는 없고 방법만 있는 것일까? 목적은 없고 수단만 있는 것일까? 은행원이 퇴직하면서 명예를 내어주고 산 돈을 친구에게 빌려주었다가 몽땅 떼이니 돈을 주고 췌장암을 얻었다면 병리기전을 어떻게 설명해야 할까? 자연과학의 일종이라 의학은 돈과 같

[그림 22] 유전자 돌연변이 방식

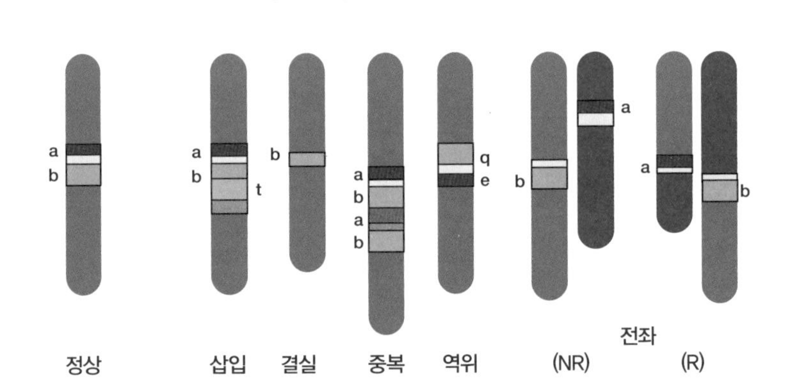

은 불순물은 떼어내고 유전자와 같은 순수한 원인만을 밝혀야 하는 것일까? 명예와 같은 사회 개념은 씻어내고 분자와 같은 자연 개념만을 수용해야 하는 것일까? 과학이 삶에 눈을 감아 버리도록 더 이상 용납하지 말고 이제는 삶이 과학, 순수한 과학을 내다 버려야 하지 않을까?

암세포는 딸세포를 만들어 내지 못해서, 딸세포를 만들어 내기 위해서 생겨난다. 다세포 생명체는 각질이 되어 떨어져 나가는 피부세포처럼 손실되거나 손상되는 세포를 계속해서 보충해 주어야 하는데 보통 모세포가 분열하여 한쪽은 모세포로 남고 다른 한쪽은 딸세포로 분화하여 대를 잇는다. 분화한 딸세포로부터 음성 되먹임 신호를 받는 동안 모세포는 분열을 중단하고 쉰다.

하지만 암세포는 영양, 면역, 호르몬, 신경 신호 등을 보급하는 혈관, 림프관, 신경 등이 억제 - 교란되거나 손상 - 손실되어 딸세포로 분화하지 못하고 자기재생 세포인 모세포(줄기세포나 전구세포 또는 역형성, 역분화 세포)에 그치게 된다. 딸세포로 분화하지 못하므로 기능을 상실한 헛세포로 되고 딸세포로부터 중단 신호를 받지 못하므로 쉬지 않고 헛분열한다. 제자리에서도 딸세포를 만들지 못하면 암세포는 자리를 벗어나 침윤하고 전이하니 다른 자리를 빌려서 딸세포를 만들어야 하는 운명을 따르는 것이다.

[그림 23] 정상 세포 생성(분화 세포)

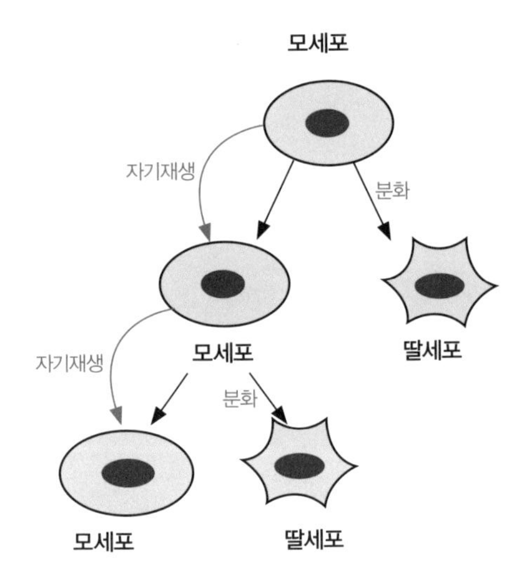

[그림 24] 암세포 생성(자기 재생 세포, 역분화 세포)

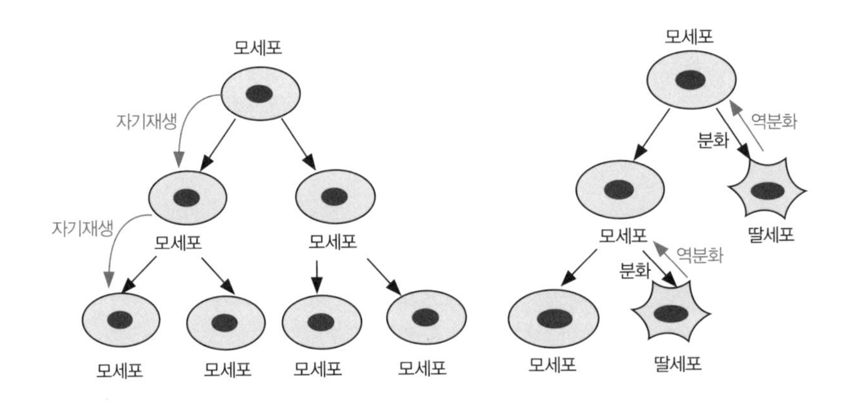

14.
암세포는 암조직에서 생겨난다

집이나 빌딩, 도시를 지으려면 토지, 도로, 전기통신, 상하수도 등 기반시설이 필요하며 그 기반시설을 기초로 짓는다. 세포도 마찬가지여서 자신의 기반시설을 기초로 하며 기반시설의 영향을 받고 또 기반시설에 영향을 끼치기도 한다. 암세포가 BRCA나 p53과 같은 암 관련 유전자가 고장 나서 생긴다기보다는 만성골수염, 만성위염, 만성간염, 만성담도염이나 췌장염 … 등으로 비롯된 조직의 변성에서 생겨난다는 인식의 발상 전환이 필요하다.

간염 바이러스는 간실질세포에 침투하는데 B형이나 C형 간염이 만성으로 악화되면 염증세포와 염증산물이 주변의 간문맥, 림프관, 쓸개관, 신경까지 번져 이들 기반시설도 대식세포에 의해 제거되거나 대식세포와 섬유모세포의 협업으로 섬유화된다. 영양을 공급하는 간문맥, 면역을 보급하는 림프관, 대사산물을 내보내는 쓸개관, 필요한 신호를 주고받는 신경 등이 막히거나 소실되어 기반시설이 무너지면 간세포도 간세포로서의 역할을 해내는 정상세포로 분화하지 못한다. 진흙에 빠진 자동차가 헛바퀴를 돌리듯이 무너진 기반시설 위에서 헛세포를 남발하는 것이 간암이다.

암세포가 끊임없이 증식하는 이유는 그만 증식해도 된다는 음성 되먹임 신호를 받지 못하기 때문이다. 태종 이방원이 함흥에서 버티면서 한양으로 돌아오기를 거부하는 아버지 태조 이성계에게 계속해서 차사를 보낸 까닭은 되돌아오는 소식이 없었기 때문이다. 난소에서 배란을 했다는 소식을 되받지 못하면 뇌하수체가 난소를 자극하는 호르몬을 끊임없이 내보내기 위해서 자신의 세포를 증식하는 뇌하수체샘종이 되는 이치와 같다.

정상적인 간세포로 최종 분화하여 자신의 역할 중 하나인 쓸개즙을 합성 - 분비하면 쓸개즙이 간세포의 증식을 중지시키는 되먹임 신호로 작용할 수 있다고 한다.* 암세포가 텔로미어**의 길이를 짧아지지 않게 유지하여 무한증식하는 기전은 암세포로서의 행동 방식이지 암세포가 되는 이유가 아니다. 유방암에 쓰는 허셉틴처럼 성장인자나 호르몬을 차단하면 암세포가 증식하는 하나의 방법을 없앨 수는 있지만 암세포가 증식하려고 하는 원인까지 없애지는 못한다. 동맥을 차단하는 간색전술은 섬유화 범위를 넓히고 결국 암세포를 전이하도록 내쫓을 뿐 조직을 회복하는 방향과는 반대다.

---

* 〈발생학 길라잡이〉, 스캇 길버트, 라이프사이언스, 2011. 참고

** 염색체 말단의 보호 구조를 지칭하며, 세포가 분열할 때마다 중요한 유전 정보를 대신하여 사라지는 보호막 역할을 수행한다. 텔로미어 길이가 일정 수준 이하로 짧아지면 세포는 분열을 멈추는 세포 노화 상태로 들어가고, 이로 인해 텔로미어는 세포 분열의 타이머로도 불린다.

비장을 포함해서 소화기관에서 흡수하는 영양은 모두 간으로 모이니 간문맥을 통과한다. 간은 잘라내도 남은 부분의 세포가 마치 줄기세포처럼 자신과 똑같은 두 개, 네 개, 여덟 개 … 세포로 분열하여 완전히 똑같은 간을 재생하는 능력으로 유명하다. 이는 간세포가 심장에서 오는 동맥혈액뿐만 아니라 소화기관에서 오는 문맥혈액을 통하여 훨씬 많은 영양분을 공급받을 수 있기 때문일 것이다.

그런데 만성간염으로 문맥이 막히거나 소실되면 간세포의 재생 능력이 떨어져 섬유화되거나 간줄기세포에 의존하여 재생을 도모해야지만 그래도 역부족하면 재생에 실패하는 암세포가 된다. 염증은 간세포에서 시작하지만 만성간염이 계속 악화하면 주변의 간문맥, 림프관, 쓸개관, 신경까지 염증과 염증반응이 확산되어 T림프구, 대식세포(간 쿠퍼세포) 등이 침윤하며 염증물질과 염증세포가 뒤엉켜 간세포로 가는 보급로가 막히거나 없어지기 때문이다.

현재의 간 조직으로는 더 이상 간을 재생하지 못한다고 판단하면 암세포는 다른 곳의 조직, 다른 곳의 기관을 빌려 간을 만들어 내고자 이동하니 전이암이다. 암세포가 전이하는 이유는 다른 조직, 다른 기관을 빌려서 자신의 기관을 재생시키기 위함인데 현대의학으로 암은 불가사의고 전이암은 불가항력이다. 전이암에 불가항력인 이유는 전위 부분을 다 떼어낼 수 없고 전위 부위를 다 죽일 수가 없으며 전이암은 항암제에 듣지 않기 때문이다. 사람이 죽을 때까지도.

암조직이어서 암세포가 필요하고 암조직이어서 암세포가 생겨난다. 암유전자 스스로는 암세포를 만들 이유가 없으며 암유전자만으로는 암세포를 만들어 낼 수도 없다. 선천적인 돌연변이 유전자를 가졌을지라도 그 유전자가 즉시 발현되지 않는 까닭은 암조직이 아니라 정상적인

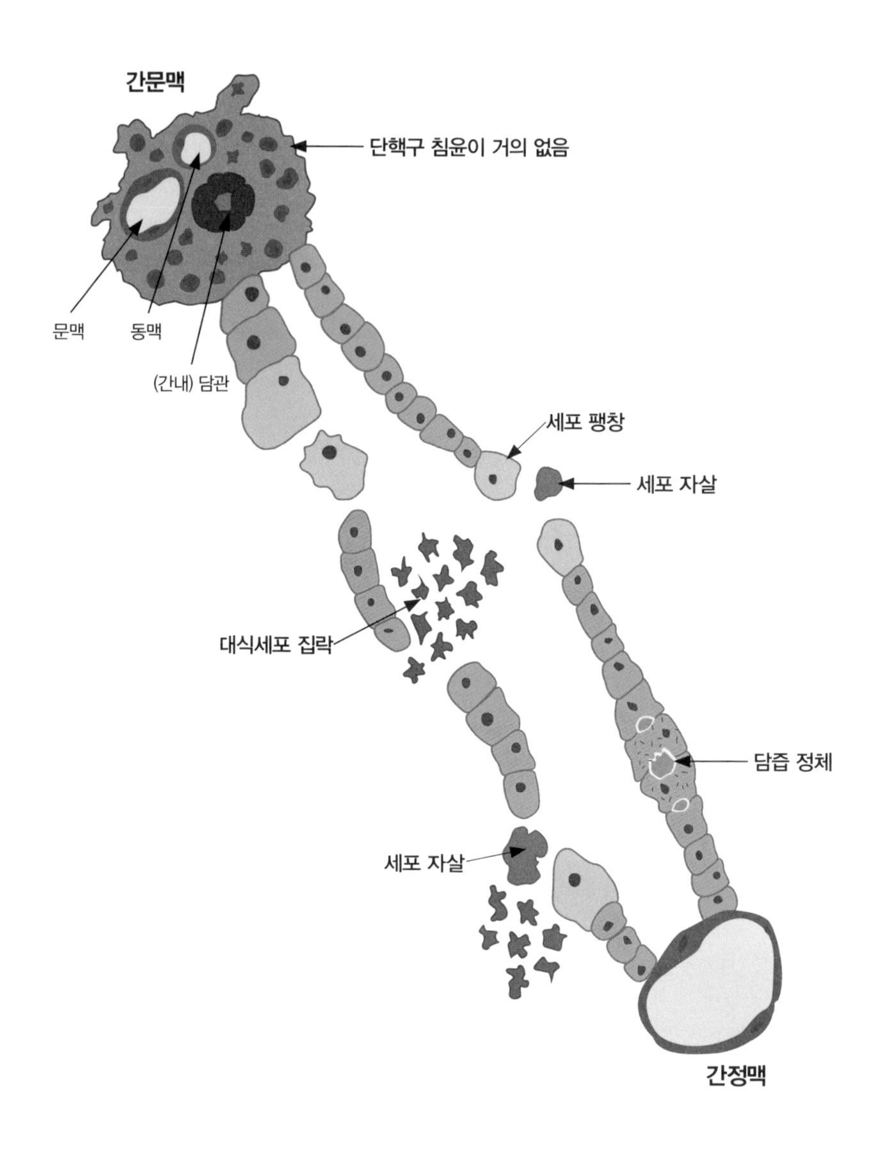

[그림 25] 급성 간염

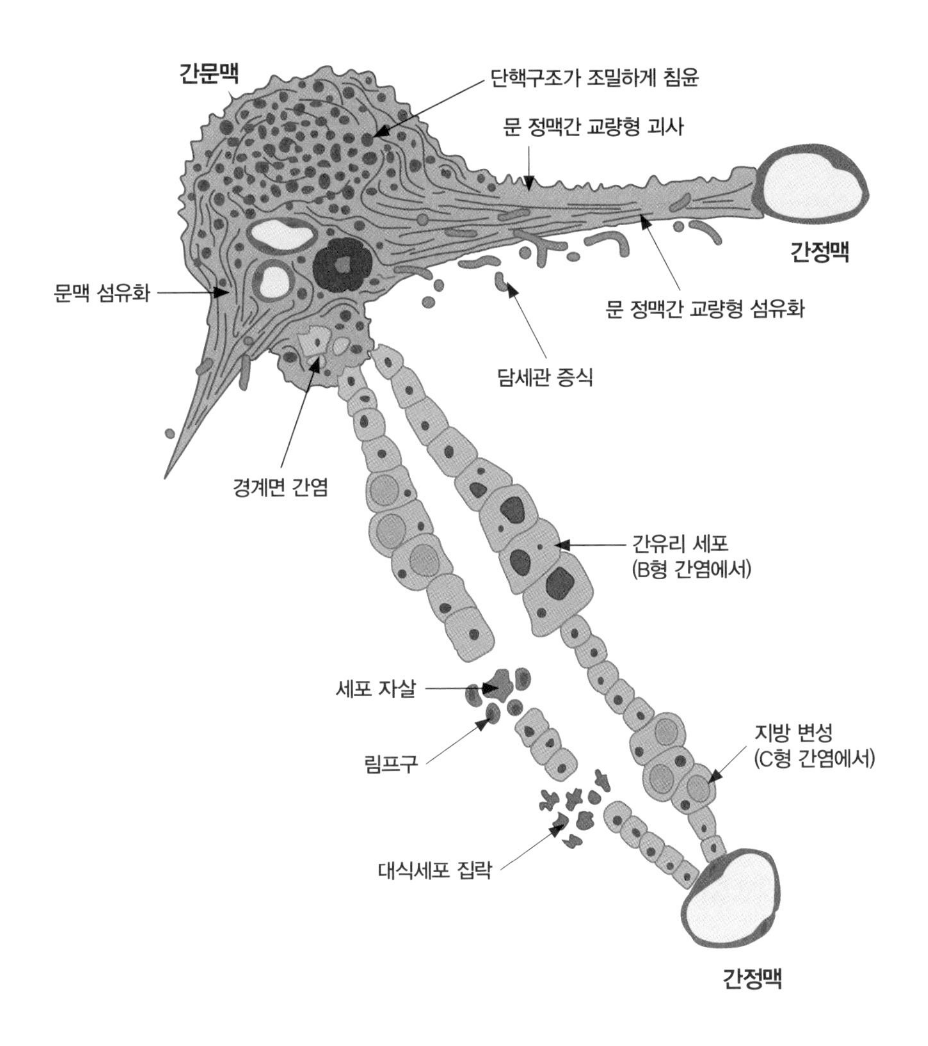
간문맥
단핵구조가 조밀하게 침윤
문 정맥간 교량형 괴사
간정맥
문맥 섬유화
문 정맥간 교량형 섬유화
담세관 증식
경계면 간염
간유리 세포
(B형 간염에서)
세포 자살
림프구
지방 변성
(C형 간염에서)
대식세포 집락
간정맥

[그림 26] 만성 간염

조직이라면 암유전자가 발현되지 않고서도 정상적인 세포로 재생될 수 있기 때문이다. 윗물이 맑아야 아랫물도 맑듯이 암세포 치료도 세포 아래쪽의 유전자보다는 세포 위쪽의 조직을 고쳐야 한다. 그것이 원인 치료이고 근본 치료이며 더 쉽고 더 간단하다. 기다란 지렛대만 준다면야 지구도 들어 올려 보이겠다고 장담한 아르키메데스 말처럼 조직을 이루는 혈관, 림프관, 신경, 근육 등등은 암세포를 들어 올리는 기다란 지렛대로써 힘을 더 잘 쓸 수 있기 때문이다.

물론, 암조직을 죽이는 쪽이 아니라 암조직을 정상조직으로 되살리는 쪽으로 지렛대를 써야 한다. 혈관을 이용한 항암 요법, 전이암을 예방, 치료하는 림프절 절제술, 혈관내피세포를 괴사시키는 방사선 요법 등은 혈관이나 림프관 조직을 이용하여 암세포와 암조직을 없애거나 섬유화한다. 암세포를 죽이거나 없애기 위해서 조직이라는 지렛대를 사용하는 방식이다. 때문에 암세포의 기반시설인 암조직이 정상화와는 반대로 더욱 악성으로 변한다.

맹자 어머니가 어린 맹자의 교육을 위해 이사를 세 번 했다는 '맹모삼천지교' 이야기가 있다. 묘지 근처에서는 아이들과 어울려 무덤 파기나 제사 지내는 놀이를 일삼다가 시장 부근으로 이사 가자 장사꾼을 흉내 내며 놀더란다. 집을 글방 근처로 옮기자 글공부 흉내를 내면서 다른 아이들처럼 어른을 보면 고개 숙여 깍듯이 인사하더란다. 암세포도 세포 바깥 환경의 산물이다.

세포의 핵 안에 들어있는 유전자 원인론 말고도 암세포가 발생하는 원인을 세포 안에서 찾는 이론이 있는데 세포핵 바깥의 세포질에 있는 미토콘드리아가 고장 나서 발생한다는 설명이다. 알다시피 미토콘드리아는 산소를 이용하여 에너지를 만드는 세포 내 소기관인데 고장이 나면 세포가 미토콘드리아 밖에서 산소 없이도 에너지를 만드는 젖산발효를 하는 암세포로 된다는 것이다. 매실청이나 유자청에 설탕을 넣어 발효시키듯이 젖산은 포도당 대사 산물인데 포도당(탄수화물)을 제한하고 지방을 위주로 섭취하면 정상 세포는 지방을 태워 생존하고 포도당밖에 소화하지 못하는 암세포는 굶어 죽는다고 한다. 하지만 암세포가 림프절로 전이할 때 지방을 에너지로 써서 연소한다는 사실이 밝혀졌고, 탄수화물을 극도로 제한하는 치료법이 실제로는 어렵기도 하고 소화력이 떨어지고 면역력이 약해진 환자에게는 해롭기도 하다.

암이 발생하고 암을 치료하는 데에 유기체적인 대사 과정이 결정적으로 중요하지만, 세포 내의 대사 과정이 고장 나서 암세포가 생겨난다는 주장은 또 하나의 환원주의다.

15.
암은 왜 전이하는가

고혈압이라고 해서 혈관내피세포나 혈관근육세포가 자신의 자리를 벗어나지는 않는다. 당뇨에서도 췌장의 인슐린 분비 세포, 간이나 근육의 포도당 저장 세포가 자리를 옮기지는 않는다. 암세포는 왜 다른 조직, 다른 기관으로 전이하는가?

보름달이 보여주듯이 사물이나 사건의 본질은 그 진행이 극에 이를수록 분명하게 드러나는 법이다. 고형암도 결국 혈관이나 림프관을 타고 전이하는데 이는 혈액암과 고형암이 궁극적으로 다르지 않다는 뜻이다. 혈액암도 비장이나 림프절, 간과 같은 고형 기관으로 전이하며 고형 장기에서 발생한 암도 혈액과 림프액에 실려 전이한다.

여기에서 다음과 같은 의문이 든다. 전이하는 이유는 세포가 암세포이기 때문이며 그것이 다인가? 아니면 자신의 장기에서는 더 이상 정상 세포로 될 수 없어서 다른 장기로 전이하는가? 호중구나 림프구 같은 백혈구는 정상적으로도 혈관이나 림프관을 타고 다른 장기로 전이하는 게 임무다. 암세포이기 때문에 전이하는 것은 아니다. 그리고 하나의 장기는 생사를 반복하는 소속된 세포의 재생에 의해 유지되므로 장기가 손상되면 세포는 분열하고 분화해서 장기를 복구하는 임무를 수행한다. 그런데 이 임무를 수행하는 데 필요한 조건이 갖춰지지 못한다면 세포는 장소를 옮겨서라도 임무를 수행하려고 한다. 혈액줄기세포가 현재의 골수 환경에서 필요한 세포를 만들어 내지 못하면 비장이나 림프절, 간으로 옮겨가 임무를 계속하려고 하듯이 말이다.

암세포가 전이하는 이유는 제자리에서는 딸세포로 분화하지 못해 다른 자리에서라도 딸세포를 만들어 내려는 모세포의 행동 때문이다. 이

[그림 27] 암세포가 전이하는 이유, 조직 · 기관 재생

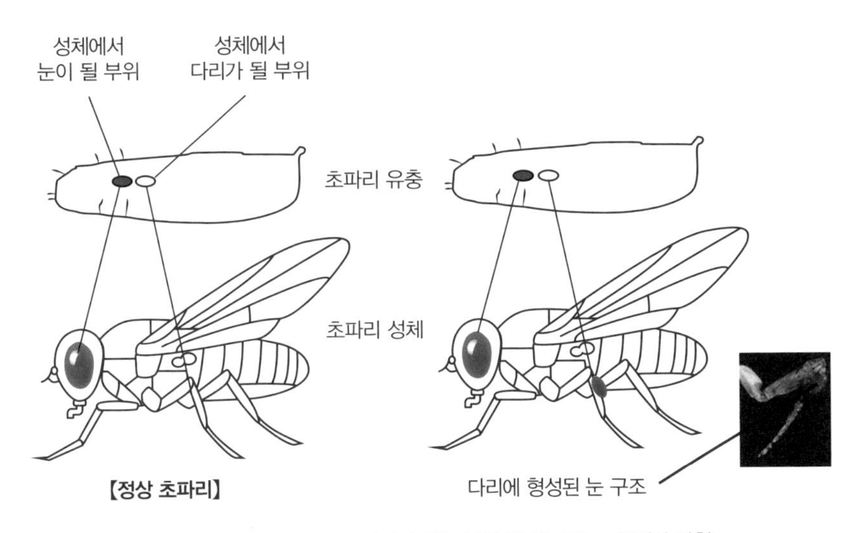

러한 경험은 병리적으로만이 아니라 생리적으로도 겪는데 조혈모세포와 일부 딸세포는 임신 초기 배아의 난황주머니에서 만들어지다가 두 달 정도 지나면 비장으로, 간으로 이동하여 자신의 딸세포를 생산한다. 나아가 조혈모세포 중 일부는 출생 서너 달 전부터 골수로 옮겨가서 여러 가지 딸세포를 만든다. 또한 중추신경의 신경전구세포나 말초신경의 신경능선세포와 같은 신경모세포도 태아의 발달 과정에 따라 자리를 옮겨 이동한다.*

T림프구는 골수에서 생성된 전구세포가 흉선으로 이동하여 그곳에서 도움 T세포, 세포독성 T세포, 조절 T세포 등의 딸세포를 만든다. 또 도움 T세포는 골수의 전구세포로부터 흉선으로 이동한 딸세포이지만, 림프절로 가서 만나는 항원에 반응하여 다시 T_H1 세포, T_H2 세포, T_H17 세포 등 서로 다른 종류의 딸세포를 만든다. B림프구도 골수 태생이지만 다섯 가지의 각기 다른 면역글로불린을 만드는 딸세포들은 림프절에서 태어난다.

하나의 모세포로부터 여러 개의 딸세포로, 같은 모세포로부터 다른 딸세포로 분화하는 것은 다세포 생명체의 특성이자 운명이다. 따라서 주어진 조건에서 딸세포를 만들어 내지 못하는 모세포는 다른 조건으로 이동해서라도 딸세포를 만들어 내려고 한다. 심한 빈혈이나 백혈병에서 조혈모세포가 골수를 떠나 비장이나 간에서도 딸세포를 만들려고 하는 이유다.

기관지 상피 모세포의 딸세포는 일반적으로 원주세포인데 흡연으로 분화 조건이 불리해지면 편평세포로 바뀐다. 식도에서 모세포는 역류

---

* 〈Kandel 신경과학의 원리〉, 에릭 캔델, 범문에듀케이션, 2014, 53장을 참고했다.

하는 소화액에 반응하여 식도상피세포(편평세포) 대신 장상피세포(원주세포)를 만든다. 편평세포나 원주세포로도 분화하지 못하면 암 전단계(형성이상세포), 혹은 암세포로밖에 될 수 없고 조건이 더 악화하면 모세포는 다른 곳으로 전이하는 것이다.

전이하는 세포는 편평세포나 원주세포와 같이 최종적으로 분화한 딸세포가 아니다. 소나무처럼 자기 자리에 뿌리를 내린 세포는 이동 불가능하며 이동하는 세포는 솔방울이나 솔씨처럼 분화하지 않은, 덜 분화한 모세포나 전구세포다. 따라서 분화의 정도와 전이할 위험은 반비례하는 것이다. 정상 딸세포에 가깝게 분화할 수 있다면 그만큼 암세포가 증식하거나 전이하는 속도가 느려지는 것이다. 그래서 암세포의 분화를 억제하는 항암, 방사선 치료는 암세포의 전이를 자극하는 양날의 칼이 될 수 있다.

암세포가 모세포로서 전이하는 다른 이유는 조건에 적응하여 다양한 딸세포로 분화할 가능성을 가지고 가야 하기 때문이다. 따라서 뇌로

[그림 28] 면역글로불린의 종류

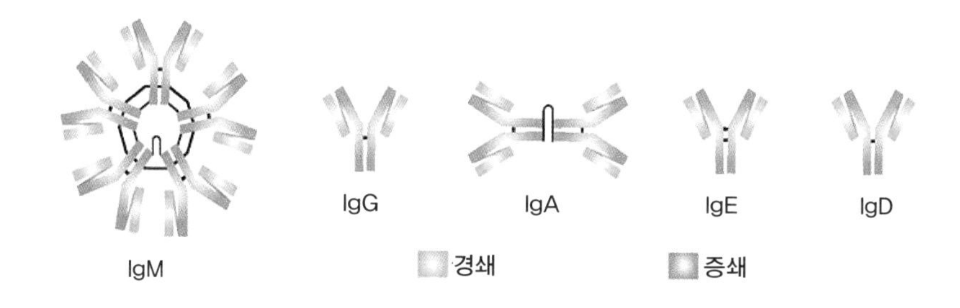

전이하는 유방암 세포는 젖샘에서 가졌던 피부세포나 생식세포로서 특성이 더욱 적어 사람상피세포성장인자HER2나 여성 호르몬을 표적으로 삼는 항암제에 내성이 생기는 것이다. 뇌로 전이하는 폐암 세포도 원발암에서 보였던 표피성장인자수용체EGFR의 문은 더 닫고 뇌척수액이나 뇌신경에서 받는 면역, 신경 신호에 더 민감하게 반응하여 암세포로 될 것이다.

16. 암은 고립의 산물이다

우리 몸은 다세포 공동체여서 분업하고 협업한다. 어떤 세포나 조직이 다른 세포나 조직으로부터 도움을 받지 못하면 자신이 맡아 할 일을 해내지 못하며 도움받던 일까지 자기가 해내려고 한다. 암세포, 암조직이 생겨나는 까닭이다.

사람면역결핍바이러스HIV는 T림프구(CD4 + T세포)를 침범하며 감염된 T세포는 결국 죽게 된다. B림프구는 다종다양한 항원에 맞는 다종다양한 항체를 만들어 내는 능력이 있는데 항원에 대한 정보를 T림프구로부터 전달받아야 한다. T림프구도 전문적으로 항원을 수집하는 수지상세포나 포식세포인 대식세포로부터 또한 항원이나 항원의 일부를 전달받는다. CD4+ T세포는 면역세포들 사이에서 지휘자와 같은 역할을 하는데 혈액 중의 T세포가 HIV에 감염되어 고갈되면 필요한 정보를 얻지 못한 B세포가 고립되어 HBV(엡스타인 - 바 바이러스)에 쉽게 노출된다. 비인두암의 원인 인자이기도 한 HBV는 성행위를 매개로 전파되기 때문에 성인한테는 흔한 감염원인데 면역력이 떨어진 경우에는 발암원으로 작용한다.

T세포의 지원을 받지 못하고 고립된 B세포는 HBV에 대한 효율적인 항체를 만들어 내지 못하고, 그럴수록 HBV는 더욱 증식하기 때문에 B세포가 만드는 항체에 대한 요구도 따라서 증가한다. 더 많은 항체를 만들고자 더 많은 B세포가 림프절에서 증식하게 되니 림프종, B세포림프종이다.

암을 공부하면서 한때는 이런 의문이 들었다. 사람면역결핍바이러스HIV는 활성화된(항원에 감작된) CD4+ T세포를 감염시켜 없애는데 정작 암세포로 되는 건 왜 T세포가 아니라 B세포인가? 이는 수년의 기간에 걸쳐 바이러스의 연속적인 감염주기, T세포 사멸, 새로운 감염은 림프조직과 순환혈액내 CD4+ T세포의 수를 꾸준하게 감소시키기 때문이다.*

감소가 되기는 하지만 CD4+ T세포가 남아있는 한 수지상세포(또는 대식세포) - T세포 - B세포 사이의 연결고리는 끊어지지 않고 작동하므로 T세포나 B세포는 필요한 정보를 받아 정상적으로 항원 수용체나 항체를 만드는 세포로 분화한다. T세포가 고갈되어 T세포로부터 필요한 정보(물질)를 더 이상 얻지 못할 때 B세포가 암세포로 되는 것이다. 고립된 B세포는 HBV(엡스타인 - 바 바이러스)에 대한 효율적인 항체를 만들어 내지 못하고 그럴수록 HBV는 더욱 증식하기 때문에 항체에 대한 요구도 따라서 증가한다. 더 많은 항체를 만들고자 더 많은 B세포가 림

* 〈병리학〉, 범문에듀케이션, 273쪽

프절에서 증식하게 되니 림프종, B세포림프종이 발생하는 것이다.

분업하고 협업하는 다세포 공동체에서 암세포는 필요한 것을 주지 못한 쪽이 아니라 고립되어 필요한 것을 받지 못하는 쪽에서 보상성으로, 보상받을 필요 때문에 발생한다. 소아의 백혈병, 청소년의 골육종은 세포분열이 활발해서가 아니라 분열하는 세포에게 필요한 지원을 해주지 못해서 생겨난다. 잊지 말아야 할 점은 이러한 관계는 세포와 세포 사이에서만이 아니라 조직과 조직, 기관과 기관, 계통과 계통 사이에서도 성립하고 작동한다. 암을 유전자 질환으로 환원할 수 없는 이유이며 세포 차원으로 한정지을 수도 없는 까닭이다.

예를 들어, 점액이나 소화액을 분비하는 샘은 상피조직을 이루는데 결합조직인 혈관이나 림프관으로부터 필요한 물품을 보급받지 못하면 정상적인 샘 구조를 형성하는 데 실패하여 불량한 샘을 무분별하게 만들어 낸다. 조직과 조직의 관계로부터 소외되어 암이 발생할 수 있는 예이다.

또한 이런 관계도 있다. 보통 여성이 생리를 하는 동안에는 젖이 안 나오고 젖을 물리는 동안에는 생리를 하지 않는다. 따라서 호르몬제를 사용하거나 스트레스 등으로 생리가 억제되거나 교란되면 젖을 물릴 시기인 줄 알고 뇌하수체에서 프로락틴이 분비되어 젖샘 세포의 증식을 자극하여 유방암이 생겨날 수가 있다. 이렇게 관계로부터 단절되어 보상성 요구를 맞춰주려는 생리 - 병리 기전은 조직이나 기관 차원에서만이 아니라 계통 사이에서도 발생한다.

여성의 생리 주기에서 배란 전에는 뇌하수체에서 난소로 배란을 유도하는 호르몬이 분비되고 배란이 되면 난자의 껍질인 황체에서 다시 뇌하수체로 호르몬이 전달되어 뇌하수체는 보름 동안 쉬게 된다. 만약

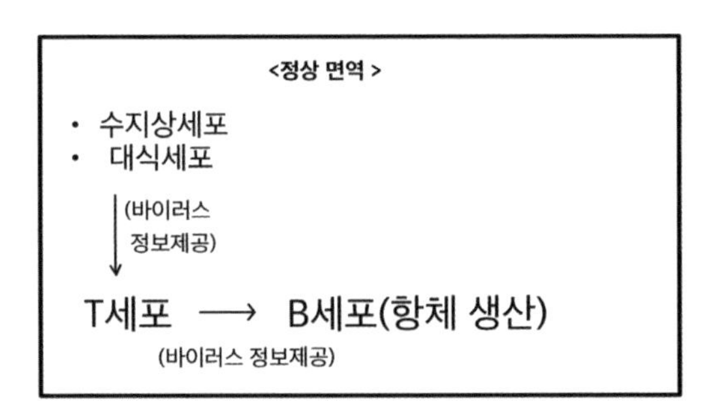

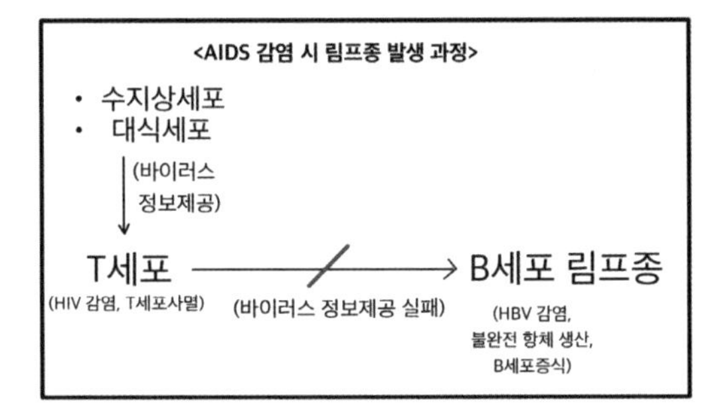

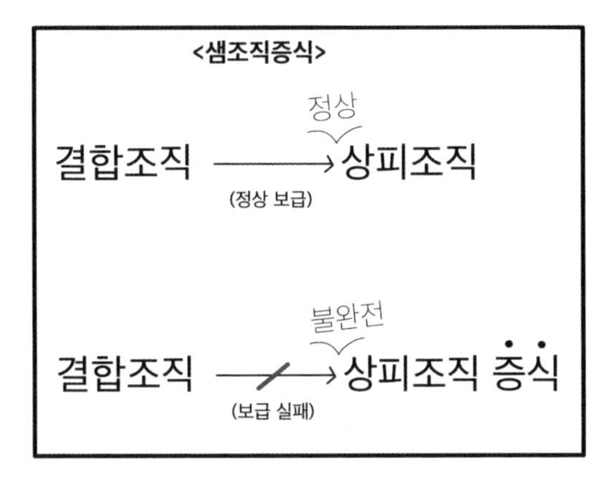

[그림 29] 면역 및 보급 실패에 따른 암세포, 암조직 발생 과정

생리 주기가 석 달로 늦춰지면 뇌하수체는 두 달 보름을 계속해서 일하고 나머지 보름을 쉰다. 생식기관인 난소(황체)로부터 오는 호르몬 되먹임 신호를 받지 못하고 고립된 신경내분비기관인 뇌하수체는 과로를 보상하기 위하여 세포 수를 늘리는데 뇌하수체샘종이 될 수 있다.

또 이런 경우도 있을 수 있다. 인천공항에서 아침에 출발하여 12시간을 날아 아침 스페인에 도착하는 노선을 타는 여승무원이라면 생리 주기 한 달 중에 하룻밤을 잃게 되는 식으로 생리 주기가 교란된다. 야간 근무로 밤을 꼬박 세거나 스트레스로 잠을 자는 둥 마는 둥 해도 생리 주기가 교란된다. 생식계통 - 면역계통 - 내분비계통 - 신경계통의 조화와 균형이 깨져 재생에 실패할 가능성이 커지는 것이다. 유방암이 밤샘 작업이나 과로, 스트레스로 신경계가 항진된 결과일 수 있는 이유이다.

암세포는 고립의 산물이기 때문에 고립시켜서 암세포를 없애려는 방식은 반드시 재고되어야 하며 분업과 협업을 통해서 다세포 공동체가 유지되도록 돕는 방식이 암을 치료하는 하나의 방법이 될 수 있다.

17.
죽일 것인가, 살릴 것인가

암세포는 자신의 기관을 재생하려고 하나 혈액 공급, 면역 보급, 신경 내분비 신호 등을 받지 못해서 재생에 실패하는 세포다. 본래 위치에서 재생하지 못하면 다른 조직, 다른 기관을 빌려서 자신의 기관을 재생하려고 하기 때문에 전이한다. 자연에서 신체의 한 기관을 유지하지 못하면 전체를 유지하는 것도 위험해지므로 전체는 부분을 재생하려는 암세포를 돕는다.

암세포는 목적도 이유도 없이 우연히, 확률적으로 생겨나며 일단 생겨나면 무한증식하고 무법전이하기 때문에 없애고 죽여야 한다는 게 현대 암치료법이다. 암세포를 죽여서 조직과 기관을 살리고자 하는 방법이다. 안 되면 조직과 기관을 잃더라도 암세포를 없애자는 방식이다. 대를 위해서 소가 희생되니 유방이나 전립선, 위나 대장, 한쪽 폐나 신장을 절제하고도 사람을 살리는 현대임상의학의 위력이자 자신감이다.

하지만 이러한 현대의학도 진행암, 재발암이나 전이암에 대해서는 거의 무기력한데 이론적으로는 암세포가 멈추지 않고 진행하는 이유를 모르기 때문이다. 다만 암세포가 가진 본래의 특성이고, 돌연변이 유전자의 악성 소행이라고 주장할 따름이다.

허셉틴은 HER2라는 사람상피세포성장인자에 대한 암세포의 수용체를 차단하여 유방암의 증식을 억제하는 항암제다. 타목시펜(허셉틴)은 에스트로겐과 경쟁적으로 호르몬 수용체를 차지함으로써 유방암의 증식을 억제한다. 그런데 HER2, 에스트로겐, 프로게스테론 모두를 차단해도 증식하는 경우를 3중 음성 유방암이라고 하며 악성도가 높다. 허셉틴이나 타목시펜이 성공적인 항암제인데도 진행암에 대해서는 막아서지 못하며 3중 음성인 세포에는 무력하다. 무엇을 차단하여 암세포를 죽이려는 방법의 한계인 것이다. 3중 음성 유방암 세포는 유방 조직에 상주하는 대식세포와 같은 면역세포로부터 오는 어떤 사이토카인 같은 신호를 받아서 성장하고 전이할 수도 있기 때문이다.

범행 현장에서 발견된 칼이 범죄의 동기가 될 수 없듯이 암세포에서 발견된 유전자도 암을 일으킨 동기가 될 수는 없다. 수단을 막거나 없애더라도 동기는 여전할 수 있다. 범인을 단죄하더라도 범죄는 재발할 수 있다. 죽여서 살리려고 하는 방법 말고 살려서 죽이는 방법은 없을까? 자신의 기관을 재생하려는 암세포의 동기를 살려주면 암세포는 더 이상 살아있을 이유가 없어지기 때문이다.

18.
적혈구와 백혈구

골수에서 핵을 가진 적혈모구에서 생성되는 적혈구의 핵은 자라서 혈관으로 나오기 직전에 없어진다. 핵이 없는 적혈구는 숨도 쉬고 먹거나 배설도 하고 움직여 운동도 한다. 수년 동안 생존하는 기억 림프구를 제외하고 대부분의 백혈구가 며칠에서 몇 주간 생존하는 데 비해 적혈구는 핵 없이도 넉 달을 산다.

이런 적혈구에는 왜 핵이 없을까? 백혈구는 왜 핵을 버리지 않고 가지고 있을까? 적혈구는 상황 변화와 관계없이 가스를 교환하여 실어 나르는 일만 맡아 하기 때문일 것이다. 반면 몇 시간에서 며칠을 살다가 죽는 과립구라도 핵을 보유하는데 유전자를 복사해서 자신의 무기인 과립을 언제 얼마나 합성하고 분비해야 할지 상황에 따라서 달리 대응을 해야 하기 때문이다. 림프구는 돌연변이하는 바이러스에 대응해서 자신도 유전자 돌연변이를 하여 수용체나 항체를 만들어 내야 한다. 세포의 핵과 유전자는 세포가 자신에게 주어진 일을 하는 데 이용하는 수단인 것이다. 혈소판에 핵이 없는 이유도 오로지 지혈 기능만 할 뿐 상황 변화에 달리 대처할 임무가 없는 것이다. 성숙한 적혈구나 혈소판에는 환경에 적응해서 돌연변이할 유전자가 들어있는 핵이 없어서 암세포로는 될 가능성이 배제되며 산소 공급이나 지혈작용은 환경 변화와는 무관하게 해내야 할 급박한 임무라서 중간에 핵이 탈락하거나 없는 이유이기도 할 것이다.

적혈구나 혈소판은 호중구나 림프구 같은 백혈구와는 달리 핵이 없으니 유전자도 없어서 암세포로 될 수도 없다. 따라서 유전자의 작용으로 암세포가 되기도 하고 되지 않기도 한다는 사실을 알 수 있지만 유전자는 세포가 자신의 임무를 수행하는 데 변통하여, 재조립하여, 돌연변이하여, 필요한 단백질을 합성하기 위해서 발현시키는 필요 수단이다.

백혈구와 같은 면역세포만이 아니라 외부에서 들어오는 대상(항원)과 내부에서 만들어지는 대상(항원)에 대응하여 자신의 임무를 수행하기 위해서 암세포로 될 수 있는 모든 세포는 자신의 유전자를 이용한다. 담배를 피우면 기관지 세포는 유전자를 재조립하여 길쭉한 원주세포에서 편평한 편평세포로 된다. 유전자가 세포의 차이를 만드는 것이 아니라 환경에 반응하는 세포가 발현되는 유전자의 차이를 만드는 것이다. 암유전자가 암세포를 만드는 것이 아니라 암세포로밖에 될 수 없는 조건과 환경이어서 세포가 암유전자를 발현시키는 것이다.

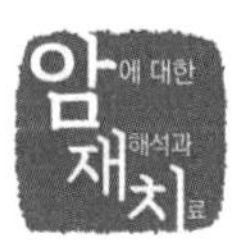

19.
암은 감정의 병이다

배꽃 위 달빛 희고 흐르는 은하수 밤 깊은데
무슨 심정 봄을 알아 밤새 소쩍, 새 울쏘냐
잠 못 드는 이내 몸이야말로 정이 많아 병일랑가

(《다정가(多情歌)》, 이조년, 1269~1343, 필자 옮김)

마냥 소쩍새 따라 밤을 새우다가는 무슨 병이라도 얻겠건만 당장에야 정(情) 때문에 어찌 하는 수가 없다. 지고 마는 것이다. 합리적이고 이성적인이 판단이 감성적이고 원초적인 정감(情感)의 발동에 지고야 마는 것이다. 정이 많아 잠 못 들고 잠 못 들어 병이라도 나니 다정함이 곧 병인 것이다. 병만이 아니고 정은 죽음마저 불러올 수가 있다.

전통 고래잡이를 하는 일본의 어부들은 새끼들을 먼저 잡아 가두면 새끼들을 두고 차마 도망가지 못하는 어미 고래를 쫓아가 잡아 죽인다고 한다. 고래의 모정은 죽음도 불사하는 행동을 하게 하는 것이다.

정을 감정(感情)이라고도 하는데 대상에 감촉되어 생겨나기 때문이다. 상관이 있고 관계가 있어서, 이해가 달렸고 득실에 따라서 생기는 것이다. '닭 소 보듯이 한다'면야 못 본 듯이 지나치고 가는 걸음 한가하나, 하늘에서 수리개가 쏜살같이 날아들면 '걸음아 날 살려라' 두려움에 정신없고 처박힌들 대수겠냐 숨죽이고 숨어든다. 오감이든 육감이든 살핏줄로 이어지든 돈을 두고 약조하든 감촉되거나 접촉되지 아니하면 정은 생겨나지 않는다.

감정은 관계에서 발생하지만 그 관계를 유지하는 힘의 원천이다. 새끼를 배고 젖을 먹이며 죽음까지도 함께하는 모정이 없다면 고래 모자(모녀)의 관계는 유지될 수 없다. 동물은 하나의 종 안팎에서 감정을 일으켜 관계를 맺는 것이다. 관계가 도타울수록 정도 도탑고, 정이 도타울수록 관계도 도타운 것이다. 관계가 순조로우면 감정도 순조롭고 감정이 순조로우면 관계도 순조로운 법이다. 관계를 맺지 못하면 생존을 유지할 수 없고 감정이 없으면 관계를 유지할 수가 없다. 감정은 생존을 유지하는 관계의 원천이다.

정을 정지(情志)라고도 하는데 정이 행동을 유발하는 의지(意志)를 일으키고 유지하기 때문이다. 상관이 없으면 무정무감한데 햇빛이나 바람에, 눈발이나 빗물에 상관이 있음에도 식물이 무정무감하는 것과는 다르다. 이는 감정이 동물의 행동을 유발하고 동물의 행동을 지배할 필요로 생겨나기 때문이다. 제자리에서 먹고사는 식물은 행동할 필요가 없다. 이와 달리 동물은 무서워 도망치거나 화가 나서 대들거나 아끼는 마음에 같이 죽기도 하는 특정한 행동을 유발하는 특정한 감정을 불러일으켜야만 한다. 필요한 감정이 없이는 필요한 행동을 할 수가 없다. 하룻강아지처럼 무서운 감정이 없으면 범을 피하는 행동을 하지 못한다. 행동은 의지의 산물이고 의지는 감정에서 비롯되기 때문이다. 마약을 하면 웃고 울며 성내거나 두려운 감정에서 놓여나 의지가 모이지 못하고 허물어진다. 마약에 중독되면 감정이 풀려 의지가 허물어지고 의지 있는 행동을 할 수가 없다.

"지렁이도 밟으면 꿈틀한다"고 감정은 진화의 과정에서 만들어진 생사를 좌우하는 관계의 끈이자 행동할 힘이어서 강력하고 우선한다. 두려운 감정에 멧돼지를 피해 도망가거나 격노한 감정으로 멧돼지를 사냥하려면 근육에다가 혈액을 몰아줘야 강력한 힘을 낸다. 반면에 면역계, 소화계, 비뇨계, 생식계 등의 활동은 억제되고 유보된다.

> 현대인들에게 이러한 멧돼지는 너무 자주, 예상 밖으로, 감당이 안 되게 출현한다. 학생에게는 수능이나 취업이라는 커다란 멧돼지 말고도 중간고사, 기말고사, 수시고사나 선생님, 엄마, 아빠가 다 크고 작은 멧돼지처럼 나타난다.
>
> **(김주환의 내면소통 '유튜브 '강의 중)**

주식이나 환율, 집값의 변동이야 당연히 예상 밖이고 대응하기 어렵지만 사업이나 직장도 나만 성실하게 한다고 되는 게 아니다. 경기의 변동이나 시장의 기호, 국제 정치나 지구의 기후변화에 따라서도 문을 닫거나 해고된다. 부모, 부부, 자녀의 가족관계와 친구, 학교, 직장의 사회관계가 단순하지 않고 복잡하며 쉽지가 않고 어렵다.

감정을 끌어 올려야 할 필요나 감정을 풀 수 없는 조건이 너무 많아 현대인의 순환계, 소화계, 비뇨계, 생식계 그리고 면역계의 활동은 그만큼 억제되고 교란된다. 생각이 많아지고 고민이 깊어지면 에너지는 뇌로 쏠리고 위장관의 운동과 소화액의 분비가 억제된다. 왜냐하면 뇌는 새로 들어온 음식물에서 포도당이 만들어져 공급되는 시간까지 느긋하게 기다릴 수가 없고 이미 합성된 포도당이라도 가져다 써야 하므로 몸은 선택과 집중을 하는 것이다(뇌가 참을성 있게 기다릴 수 있으려면 대상에 대한 감정이 풀려야 한다. 암세포도 그렇다. 딸세포가 정상 분화되어야 암세포는 분열을 중단한다).

식욕이 떨어질뿐더러 먹은 밥도 내려가지 않아 오랫동안 위에서 머무르면 부패가 되어 팽창된 가스를 따라 역류하고, 명치 밑이 더부룩하고 가슴이 쓰리며 신트림이 올라온다. 위액으로 버무리고 근력으로 주물러서 죽으로 만들어진 음식은 길어도 네 시간 안에는 십이지장으로 내려가 췌장과 쓸개에서 분비되는 소화액과 합류하여 본격적으로 소화되는데 음식물이 내려가지 못하여 위(胃)에서 지체하거나 부패가 되어버리니 위염이나 식도염이 발생한다. 역류성 식도염은 식도괄약근이 약해져서 생기는 것이 아니라 음식물 대신 감정을 소화하느라 지체된 위의 기능 때문이다. 위(胃)에서 팽창한 압력에도 불구하고 식도괄약근이 열려서 배출하지 않으면 공중부양(?)을 하거나 폭발할 정도로 위가 부풀 수도 있다.

골똘하게 생각하고 근심스레 걱정하는 감정으로 단맛은 당겨쓰면서도 위장관 활동은 억제된다는 사실을 알아서 조상들은 수험생에게 엿을 먹였던 것이다. 짠하다고 밥을 잔뜩 먹이고 수험장에 들여보내면 소화는 지체되고 머리는 오히려 멍해질 뿐이다.

많은 이들은 감정이 안 풀려 위염이나 식도염에 걸릴 수 있다는 사실은 이해도 되고 인정도 하겠는데 암까지야 걸릴 수가 있겠는가 의심하고, 증명이 안 됐다고 확신할 것이다. 감정이 생존을 좌우할 관계와 행동의 필요성에서 비롯되어 원초적이고 우선적인 작용을 한다는 사실을 이해한다면 암은 감정(또는 스트레스)과는 관계가 없다는 주장이야말로 의심해야 하며 증명을 못하는 것이 아니라 안 하는 것이라고 확신해야 하지 않을까. 항암제나 방사선 장비, 면역관문억제제나 유전자 가위는 특허권을 붙이고 어마어마한 이윤을 내는 상품으로 판매할 수 있지만 호흡법이나 명상법, 운동이나 식이요법은 특허권을 붙일 수가 없고 시장 규모도 비교가 안 되게 작기 때문은 아닐까.

카네기 재단 등이 주도하여 의료업계가 어떻게 상품이 되는 의료만을 과학화해왔으며 못 먹는 밥그릇은 발로 차버리기까지 하는지는 타이 볼린저가 쓴 〈암의 진실〉에 잘 드러나 있다.

예를 들어 지나친 근심 - 걱정은 다음과 같이 식도암으로 연결된다. 역류성 위염*이 지속되면 식도 상피의 모세포(母細胞)는 빠르게 위(胃)로 음식물을 내려보내는 보통의 편평상피로 분화하는 대신 소장이나 대장에서 천천히 흡수 활동을 하는 장(腸) 상피 성격의 원주상피로 분화한다. 방어적으로 장상피화생을 했다고는 하나 식도는 본래 음식물에서 양분을 흡수하는 기관이 아니어서 평소에 소화력이 약하거나 과로나 노쇠로 소화력이 떨어지거나 매운 음식이나 뜨겁거나 찬 음식을 즐겨 먹는 사람이 지속해서 걱정에 휩싸이면 음식물과 소화액에 직접

* 한의학 병명은 심하비(心下痞), 탄산(呑酸), 애기(噯氣) 등이다.

접촉하는 내강의 상피조직이 자주 손상된다. 뿐만 아니라 그 아래에서 미주신경 등의 신호를 받는 혈관이 수축하고 림프관도 수축하여 손상된 상피조직을 복구하지 못하고 때를 놓쳐버릇한다. 신경계의 항진으로 순환계의 공급과 면역계의 활동이 억제되어 장 상피로도 분화하지 못하면 식도상피의 모세포는 달리 길이 없어 암 전단계나 암세포로 밖에 분화하지 못한다. 사실 암세포의 분화도는 다를 수 있지만 마지막까지 정상적인 딸세포로는 분화하지 못한 채 분화를 멈추고 자기재생 세포로만 반복 분열하기 때문에 암세포는 하나의 모세포인 것이다.

유전자가 암으로 발현되는 것과는 달리 다정(多情)함이 암으로 되는 과정은 변수가 많을 수는 있지만 비과학적이거나 증명 불가능한 주장은 아니며, 감정으로 말미암아 암이 생길 수 있다면 정감을 다스려 암을 나을 수도 있기 때문에 임상적인 무기를 하나 더 갖는 셈이다. 윗물이 맑으면 아랫물이 쉽게 맑아지듯이 관련된 조직 - 기관 - 계통을 지렛대로 받쳐 쓰면 암 유전자와 암세포에 미치는 힘이 더 세어진다. 감정은 뇌의 일방적인 작용이 아니라 뇌 - 몸의 관계에서 발생하고 유지되는데 몸에서 감각 신호가 뇌로 보내지면 뇌에서 운동 신호가 몸으로 보내지는 상호작용이다. 감정이 예민해지면 소화가 안 되며, 소화가 안 되어도 감정이 예민해진다. 감정을 다스려 소화를 도울 수도 있지만 소화를 도와서 감정을 누그러뜨릴 수가 있다.

생각이 들끓으면 머리로 에너지가 몰리고 위(胃)에서 음식물이 정체하여 몸통의 위쪽이 아래쪽보다 상대적으로 뜨거워진다. 십이지장 아래로는 음식물이 내려가지 못하고 혈행과 장 운동도 억제되어 상대적으로 차가워진다. 시원한 탄산수를 달고 사는 사람도 있는데 가슴의 열기가 식고 트림도 나와 조금은 나아 지지만 잠시일 뿐이고 결국 고질병이 된다. 북쪽의 찬 기단과 남쪽의 따뜻한 기단이 만나면 공기가 흐르지 못하고 정체전선이 되어 비를 뿌리듯이 위(胃) 위로는 덥고 위 밑으로는 차서 음식물이 정체하여 발효가 되는 이치도 그와 같다.

한의학은 일종의 기후학문이기도 한데 한약재 황금, 황련으로 열기를 식히고 반하(끼무릇), 건강, 인삼, 대추, 감초(볶은 것)로 냉기를 덥히면 막혀 답답했던 기운이 풀려 음식물과 함께 내려간다. 속이 편하니 맘도 편해져 일이나 사람, 음식에 대하여 덜 민감하고 더 관대해질 수가 있다. 만성병이라는 역류성 식도염이나 위축성 위염을 치료하고 식도암이나 위암을 예방, 치료하는 데 도움을 준다.

갱년기를 즈음하여 몸의 열기를 수용하는 진액과 혈액이 줄거나 혹은 위(胃)에서 음식물이 내려가지 못하고 막힌 열기가 심하여 식도를 따라 혀나 눈까지 올라오면 타는듯한 작열감을 호소하거나 하체(허리 - 엉치)도 칼로 쑤시듯이 아파 차라리 죽는 게 편할 것 같다고 애원하는 경우도 있다. '쇼그렌증후군'이다. 황금을 빼는 대신 직접적으로 위의 열기를 식히는 황련을 세 배로 늘리고 냉기를 덥히는 계피를 더해서 쓰면 난치병 자가면역 질환으로 알려진 '쇼그렌증후군'이 치료된다. 우울증이 통증 반응을 비롯한 만성 면역질환 때문이라는 주장이 있는데 자살 충동이 일 정도로 고통스러운 쇼그렌증후군에서 놓여나자 평소와 달리 화사한 옷차림으로 갈아입고 와 환하게 웃으면서 꽃다발을 선물하던 환자를 보면서 실감했다.

암세포가 피해자 일리는 없고 가해자일 뿐이라는 혐의를 받고 있듯이 자가면역질환에서 면역세포도 꽃가루같이 해롭지 않은 물질에 과민하게 반응하며 히스타민을 분비한다거나 무고한 인체 세포에 항체를 붙여 공격한다는 오해를 받고 있다. 예를 들어 콧물, 재채기, 가려움을 유발하는 비염도 평소 간에 열이 많거나 술을 먹거나 과로로 밤을 새우거나 스트레스로 잠을 못 자면 간의 열기가 횡격막 위로 상승하고 퍼진다. 피부나 호흡 통로가 공기와 접촉하거나 공기가 드나들면서 차가워지면 안팎의 온도차로 겨울철 자동차 유리에 결로가 생기듯이 더워진 피부, 점막이 체온보다 낮은 공기를 만나 열기를 식히고 냉기 물리치느라 점액이 분비되며 점막이 붓고 충혈된다. 온난화에 대응하여 얼음이 녹고 바닷물이 증발해서 식히려고 하듯이 표피와 점막도 털을 곤두세우고 재채기를 하여 찬 기운을 몰아내며 콧물, 눈물을 쏟아 열기를 식히는데 면역세포는 기관지를 수축하고 모세혈관을 확장하며 혈관 투과성을 증대하고자 히스타민을 분비하여 돕는다.

열이나 습은 염증반응의 결과일 뿐만 아니라 염증반응을 유도하는 원인이기도 하다. 면역세포는 류마티스 관절염처럼 붓고 열이 나는 온도차나 습도차의 문제를 해결하기 위해서 정상적으로 반응하는 것이지 과민하거나 무고하게 반응하는 게 아니다. 관절에 열이 나고 습이 차는 원인을 찾아 해결하지 않고 항히스타민제나 스테로이드를 써서 중간에서 면역반응을 차단하고 억제하는 방식은 연기 나는 굴뚝을 막을 뿐 연기를 없애지는 못하므로 병을 만성으로 끌고 간다.

현대과학이 미미세세한 유전자와 다종다양한 단백질을 밝혀내고도 암은 암세포 때문이고 암세포는 암 유전자 때문이라는 현상주의, 환원주의를 벗어나지 못하고 자가면역 질환도 면역세포의 과민반응 때문이라고 보는 현상주의, 환원주의를 벗어나지 못하는 이유는 개개의 사실이나 개별 과학을 꿰차는 철학과 가치관을 성찰하지 않거나 성찰하지 않아도 잘 굴러가는 이해관계 때문이다. 의료인과 환자뿐만 아니라 뜻있는 분들이 되돌아 살피시길 간곡히 바란다.

변연부 림프종은 자가면역성 또는 감염성 원인의 만성질환이 있는 타액선의 쇼그렌증후군, 갑상샘의 하시모토갑상샘염, 위의 헬리코박터 위염 등에서 발생한다. 림프절, 비장, 그 외 림프절 조직 내에서 생기는 비균질 B세포 종양이며 기억 B림프구 기원으로 여겨진다. 완전한 암세포로 되지 않고 B림프구가 도움 T림프구의 신호에 의존해서 성장 – 생존하는 단계에서는 (위에 기생하는) 헬리코박터 필로리 같은 항원을 제거하면 종양이 퇴축되기도 한다.

(〈병리학〉, 아불 아바스 외, 범문에듀케이션, 2018, 660쪽)

쇼그렌증후군은 암으로 악화할 수 있으며 기억 B세포는 AIDS 환자에서처럼 T세포(가 보내는 신호)가 끊겨 고립되어서 효율적인 항체를 만드는 딸세포로 분화하지 못하고 반대로 반복되는 항원에 대응할 항체의 요구는 거세져 모세포로서의 헛분열만 계속하는 암세포가 된다(과거의 항원을 기억하는 B세포라도 다시 항원을 제시하는 T세포의 도움을 받아야 필요한 항체를 조립할 수 있음을 짐작한다). 황련, 계피, 반하, 인삼, 건강, 대추, 감초를 써서 위에서 정체된 음식물과, 음식물이 강한 산성인 위액에 연소되면서 나는 열기를 식히고 소장으로 끌어내리면 타는듯한 작열감이 식는다. 바닥에 온돌을 깔거나 머리는 차게 하고 배는 따뜻하게 하라는 옛말이나 거꾸로 물구나무를 서는 요기의 동작은 다 상승하는 열의 성질을 이용하여 흐르게 하려는 것이다.

쇼그렌증후군으로 발생하는 림프종은 황기, 인삼, 백출(삽주), 당귀, 천궁, 작약, 생지황, 귤껍질, 향부자(방동사니), 패모, 시호, 지골피(구기자나무 뿌리껍질), 감초(볶아서)를 써서 치료한다. T세포는 목 주변의 림프절에서 수지상세포로부터 항원에 대한 정보를 받아 B세포에게 전달하고 자신은 림프관을 타고 나가 심장을 거쳐서 혈관을 타고 침샘 등으로 가 대식세포를 추동하여 면역 현장을 청소하거나 재건한다. 림프절에서 T세포로부터 정보를 받은 B세포는 림프관을 타고 정맥으로 합쳐져 심장을 거쳐서 골수로 가 항체를 생산해 혈액으로 내보내면 항체가 침샘 등의 현장에서 항원과 결합여 식세포의 활동을 돕는다. B세포나 T세포는 혈관을 타고 들어왔다가 림프관을 타고 림프절을 빠져나가는데 만성 염증을 처리하느라 목 주변의 해당 림프절은 수지상세포, 대식세포, B세포와 T세포 그리고 이들이 반응하는 항원과 면역반응 산물로 차고 막힌다. 림프절이 차고 막히면 수지상세포나 대식세포는 상주하기 때문에 영향을 덜 받고 림프절과 감염 현장을 순환하는 T세포가 발목을 잡혀 B세포에게 정보를 전달하지 못한다. 자신의 더듬이와 같은 T세포로부터 정보를 받지 못한 B세포는 효과적인 항체를 만들지 못하고 자기재생세포로만 보상성 분열을 한다. 암세포는 세포간의 단절, 조직간의 단절로 생겨난다.

림프절의 혈관은 어혈로 막히니 당귀, 천궁, 작약, 지황을 써서 풀고 림프관은 담액으로 막히니 진피(귤껍질 말린 것), 향부자, 패모로 푼다. 물이 중력을 받아 아래로 흐르거나 햇빛을 받아 위로 증발하듯이 혈액과 혈관외액도 에너지를 받아야 움직이는데 황기, 인삼, 백출, 감초가 에너지원이 되어준다. 시호, 지골피는 림프절의 열을 식히고 땀을 멎게 한다. 감정은 면역반응을 억제하고 완결되지 못한 면역반응은 다시 감정의 끈을 조이는데 천궁, 향부자, 패모, 백출(또는 창출), 진피가 긴장된 감정을 푸는 데 힘을 보탠다.

각기 다른 감정은 각각 다른 기관이 맡아 한다. 생각이나 사고는 대뇌피질이 하고 감정은 편도체amygdala가 맡고 기억은 해마hippocampus에서 하는 등 마음이란 게 뇌의 작용이지 어떻게 폐나 간, 심장이나 비장, 콩팥 등이 맡아 하느냐고 고개를 가로저을 것이다. 음, 그렇다면 이런 생각을 해보자. 여성의 생리는 난소(나팔관, 자궁 그리고 유방 등)에서 하지만 뇌에서 분비하는 난포자극호르몬이나 황체형성호르몬을 받아서 하게 된다. 호르몬 수용체가 있는 생식기관에서 뇌하수체 호르몬을 받아서 생리를 하게 되는데 뇌가 생리를 한다고는 말하지 않는다. 감정도 마찬가지여서 신경 물질이든 내분비 호르몬이든 면역 사이토카인이든 뇌에서 분비되는 신호를 받아서 폐가 슬픔을 맡아 하고 간은 분노, 심장은 기쁨, 비장은 생각을, 신장은 두려움을 맡아 한다고 하는 것이다.

감정은 관계를 맺고 행동을 하기 위한 뇌 - 몸의 상호작용이지 뇌가 도맡아서 일방적으로 할 수 있는 게 아니다. 뇌가 슬픔의 눈물을 흘리거나 뇌가 화난 표정을 지을 수는 없기 때문이다. 음식은 소화계가 주로 맡고, 공기는 호흡 - 순환계가 주로 맡고, 배설을 비뇨계통이 주로 맡고, 생식은 생식계통이 주로 맡듯이 특별한 관계 - 행동에 요구되는 특별한 감정은 특별한 기관이 주로 맡아 하는 것이다. 손에 땀을 쥐고 올림픽 경기를 몰입해 보거나 심장이 두근거리도록 축구 시합에 열광하다가 마침내 이겼다는 판정이 나면 갑자기 쓰러지거나 숨을 못 쉬는 경우가 있다. 너무 기뻐 긴장의 끈이 풀리자 긴장과 흥분의 감정을 따라 뛰던 심장도 그만 긴장의 끈을 놓치고 허탈collapse에 빠지는 것이다. 그래서 너무 기뻐해도 심장과 혈관의 수축을 방해하여 상할 수가 있는 것이다.

슬프면 눈물이 나는데 매운 걸 먹어도 눈물이나 콧물이 난다. 짠맛이나 단맛, 쓴맛과는 달리 매운 열기는 금방 입안에서부터 퍼져 목구멍 너머까지 얼얼해지면 식히고자 입을 헤벌리고 혀를 내민 채 숨을 헐떡거려야 한다. 열기가 허파까지 퍼지는 것은 물론이며 공기를 마시고 체액을 흘려서 열기를 식히는 기관이 허파다. 슬퍼 울 때도 어깨를 들먹이는데 슬픔의 파고에 따라 폐가 숨을 쉬기 때문이다. 슬프거나 애도할 때는 일손을 놓거나 식음을 전폐하기도 한다. 슬프면 의욕이 떨어지며 의욕이 떨어지면 쉽게 슬퍼진다. 여름 무더위가 가라앉는 가을이나 인생의 열기가 식어가는 갱년기에는 더 우울해지고 많은 암 환자가 우울증을 겪는 이유다. 슬픔이 크거나 오래가면 숨을 맡아 쉬는 허파도 힘이 드니 새끼를 빼앗긴 어미고래처럼 자포자기한다. 슬픔은 마음을 가라앉히며 쉬고 포기하며 떠나보내는데 필요한 감정이다.

슬프면 허파가 부풀지 못하고 오그라들어 기운이 가라앉는 것과는 반대로 화가 나면 핏발이 서고 열기가 달아오른다. 간에서 열기를 내뿜기 때문이다. 술이 들어가면 근심을 더는 경우도 열기가 간으로 들어가 사지 - 몸통으로 퍼지면 자신감이 생기는, 즉 담대해지기 때문이다. 먹고 먹히는 자연계에서 이빨을 드러내고 공격하거나 몸을 부풀려 저항하는 분노의 감정과 행동은 혈관과 근육으로 혈기를 내보내는 간의 작용으로 유지된다. 당연히 면역기관과 소화기관, 비뇨기관이나 생식기관 등의 활동은 유보되거나 억제되고 당장 필요한 행동에만 집중한다. 감정은 이성보다 원초적이어서 슬퍼서 자살을 할 수 있다면 화나서 살인을 저지를 수도 있다.

자주 또는 심하게 화를 내면 간이 나빠지는데 간염이나 간경화나 간암으로 간이 나빠져도 자주 짜증이 나거나 화가 날 수 있다. 목에 핏대를 세우고, 눈에 핏발이 맺히고, 주먹을 불끈 쥐고 아랫사람이 윗사람에게, 약자가 강자에게 대들 수 있는 경우는 단단히 화가 났기 때문인데 간에서 혈액을 끌어다가 대어주는 것이다. 삼국지에 등장하는 장수 조자룡은 온몸이 담(膽) 덩어리라고 할 만큼 두려움을 모르고 싸움을 잘했다고 한다. 크지도 않은 덩치에 비해서 겁이 없고 싸움을 잘하는 동물로는 범도 잡아먹는다는 담비가 있다. 벌꿀오소리, 울버린, 수달이나 해달, 담비 등이 다 족제비과에 속하는데 사자나 호랑이와 마주쳐도 두려움이 별로 없을 정도다. 격투기를 잘하는 사람은 담(膽)에서 나오는 기세와 간에서 나오는 혈액이 충만해서 간담이 견실해야 하지만 무리하게 혹사하면 아무리 강한 장기라도 상할 수가 있다. 술을 잘 마시고 술이 잘 받는 사람도 간 기능이 좋다고 할 수 있는데 믿는 도끼에 발등 찍힌다고 잦은 과음에는 장사가 따로 없다.

간은 소화기관에서 흡수한 양분을 받아 필요한 혈액 성분으로 합성해서 심장으로 올려보내고 일부는 쓸개즙이 되어 다시 소장으로 내려간다. 간에서 얼굴과 사지 - 몸통 근육으로 혈액을 순간적으로 내보내려면 심장으로 올라가는 간정맥혈관은 확장하고 소화관에서 간으로 올라오는 문맥혈관과 간에서 소화관으로 내려가는 쓸개관의 흐름은 막히게 된다. 간세포는 품고 있는 혈액을 쥐어짜 심장으로 보내기 위해 혹사당하면서도 문맥혈관에서 영양공급을 받지 못해 굶주리며 또 담관으로는 쓸개즙을 내보내지 못해 중독된다. 간세포가 상하는 것이다.

또 화를 내면 간으로 통하는 림프관도 닫히는데 면역세포와 면역물질의 교통도 차단되어 평소에 간염이 있는 경우라면 이 틈을 타고 염증이 확산되고 악화된다. 간병이 있으면 화를 잘 내고 화를 자주 내면 간병이 악화되는 악순환에 빠진다. 암은 신체의 약한 곳, 부하가 가중된 곳에서 발병하는데 간염이나 간경화에 스트레스, 과로, 음주 등으로 엎친 데다 또 덮치면 빠져나갈 구멍이 없이 간암에 걸리고야 만다.

생각이 많아지고 고민이 깊어지면 에너지는 뇌로 쏠리고 위장관의 운동과 소화액의 분비가 억제된다. 왜냐하면 뇌는 새로 들어온 음식물에서 포도당이 만들어져 공급되는 시간까지 느긋하게 기다릴 수가 없고 이미 합성된 포도당이라도 가져다 써야 하므로 몸은 선택과 집중을 하는 것이다. 골똘하게 생각하고 근심스레 걱정하는 감정으로 단맛은 당겨쓰면서도 위장관 활동은 억제된다는 사실을 알아서 조상들은 수험생에게 엿을 먹였던 것이다. 짠하다고 밥을 잔뜩 먹이고 수험장에 들여보내면 소화는 지체되고 머리는 오히려 멍해질 뿐이다. 근심, 걱정이나 생각을 많이 하면 포도당을 만들어내는 소화기관이 상한다.

길을 가다가 갑자기 놀라면 주저앉거나 심하면 소변을 저릴 수도 있는데 공포의 감정이 신장에 작용하기 때문이다. 산이나 계곡에 놓인 줄다리를 건널 때 아랫다리가 후들후들 떨리는 것도 마찬가지다. 다양한 감정은 관련된 장기에 작용하거나 관련된 장기가 그 에너지를 공급하여 발생하고 유지되는 것이지 뇌 혼자서 하는 것이 아니라는 의미다.

20.
암은 중독성 질환이다

우리 몸의 기관이나 장기는 자신을 구성하는 세포가 생사를 반복함으로써 재생되고 유지된다. 암세포는 샘세포나 관세포 또는 실질세포 등 자신의 기관이나 장기를 이루는 딸세포로 분화하지 못하고 중도에서 실패하는 세포다. 하나의 모세포가 분열하여 생겨난 두 세포 중에서 하나는 그대로 모세포로 남고 다른 하나는 딸세포로 성장해야 하는데 장성한 딸세포를 갖지 못한 채 둘 다 모세포로만 남아 딸세포를 만들기 위해 더욱 빠르게 헛분열하는 세포가 암세포다.

생을 마감하는 딸세포를 대신해서 새로운 딸세포로 다시 채워져야 장기가 재생되는데 그렇지 못하는 이유는 그 장기가 쉬고 회복될 여유가 없이 지속적으로 과로나 손상에 시달리기 때문이다. 그리고 회복될 여력이 다 소진될 정도로 해당 장기를 혹사시키는 원인은 그 주인이 자의든 타의든 어떤 중독에 빠졌기 때문이다. 해당 장기를 혹사시키는 행위가 중독과 다르지 않기 때문이다. 중독이다 싶을 정도의 감정과 행동에 빠졌었기 때문이다.

암을 치료하는 일은 사람을 치료하는 일이며 사람이 치료된다는 것은 과거와는 다른 사람으로 되는 것이다. 중독에서 빠져나오는 것이다. 젊어서 버릇하던 술담배를 끊은 지가 오래되고 나중에서야 폐암이나 간암 등이 발병하는 경우도 있는데 나이를 먹어감에 따라서 장기가 노화되어 과거의 손상에다 더 겹쳐진 까닭이다. 이때에도 명상, 운동, 수면, 음식 등을 통해서 해당 장기에 휴식과 활력을 주어야 한다. "내가, 나에게, 나에 대해서, 진심으로 하는 이야기는, 즉각적이고 절대적인 효과가 있다."*

암이라 진단받거나 암이 진행한 것을 느끼더라도 당황하고 억울해하는 감정을 추스르고 왜 암이 생겼는지, 암이 생길만한 감정과 습관은 없었는지 그리고 암과 암세포에게 무엇을 해줘야 할지를 곰곰히 반성해 보고 찾아보면 반드시 원인이 있을 것이다. 치료할 시간은 적기도 하지만 적지 않기도 하다. 암세포는 주인을 해치려고 생겨난 것이 절대 아니다. 건강은 건강할 때 지켜야 했지만 늦었다고 생각할 때가 오히려 빠를 수도 있다. 여태까지는 깨닫지 못했을 뿐이다. 중독에서 깨어나 자신을 위로해 주고 자신을 돌보아 줄 계기가 닥치기를 지금껏 기다려 왔는지도 모른다. 퍼뜩 깨달으면 파괴적인 중독행위를 멈추고 그만두게 해준 암세포가 되레 고마울 수도 있다. 아, 암을 이해하고 치료한다는 것은 하나의 깨달음일지어다!

100명의 환자에게는 100가지도 넘는 사연과 습관이 있다. 도박에

---

* 〈내면소통〉, 김주환, 인플루엔셜(주), 2023, 169쪽

빠져 살다가 젊어서 직장암에 걸린 경우도 있다. 배변욕구나 배변습관이 억제되고 교란되었을 것이다. 대변을 비우고 쉬어야 할 직장(直腸)이 쉬지 못하고 혹사당한 결과다. 살아보려고 도박에서 빠져나와 술장사를 했는데 암이 재발했다. 술과 스트레스, 과로로 직장을 돌보지 못하고 방치한 탓이다.

과식으로 살이 찌고 는 몸무게를 줄이려고 사하제를 써서 설사를 시키는 다이어트를 반복하면서 대장이 상해 암이 발생할 수도 있다. 어려서부터 잠에 들려고만 하면 하지가 아파서 자는 둥 마는 둥 서너 시간을 버티다가 깨어나는 하지불안 증후군을 앓다가 어른이 되어 4~5일씩 밤을 새워서 몰아 작업하다가 신장암이 올 수도 있다. 여성의 생리는 잠에 드는 밤의 수를 세어서 하기 때문에 야근이나 불면증은 유방암의 원인이 될 수 있다. 과식은 위암을 부르고 과음은 간암을 부르며 흡연은 폐암을 부를 수 있다. 특히나 감정을 삭이기 위해서, 감정이 일어서 하는 행동과 습관은 그만하려 하고 절제하려고 하는 사고나 의식보다 우선하고 강력하여 맡아서 하는 해당 장기를 돌보지 못하고 지나치게 혹사시킨다. 인간관계나 업무로부터 생겨나는 감정은 습관을 부르고 습관은 감정을 되살리니 중독성인 것이다. 해로운 줄 알면서도 해로운 행동을 하는 것이 바로 중독성인 것이다.

예를 들어, 기분이 좋아서 한 잔, 기분이 나빠서 한 잔, 비 온다고 술 마시고, 해 난다고 술을 마시는 중독의 원인은 어떤 사건으로 말미암을 결과가 이미 짜인 각본으로 정해져 있기 때문이다. 〈회복탄력성〉에서 저자 김주환은 그 각본을 '스토리텔링'이라고 부르는데 과거의 경험과 기억이 반복되면서 짜이며, 사연이 많고 깊을수록 각본의 틀은 더 넓고 깊다.

우리가 분노나 좌절 등의 부정적 감정을 느낄 때, 우리는 흔히 어떤 사건이나 사람이 나의 부정적인 감정을 유발했다고 믿는다. 그러나 이는 착각이다. 주위 사람들이 뭐라든, 내 인생에 있어서 어떠한 일이 생기든, 누군가와 어떠한 갈등을 빚든, 그러한 일들 자체에는 그 어떤 본래적 의미도 담겨져 있지 않다. 그러한 일이 기분 나쁜 일, 슬픈 일, 화나는 일, 짜증나는 일이 되려면 반드시 나의 해석이 필요하다. 다시 말해서 나의 분노나 짜증은 외부적 사건이나 사람들이 자동적으로 만들어 내는 것이 아니다. 그것은 곧 내 자신이 만들어 내는 것이다. 나의 분노나 좌절의 근원은 내 머릿속에 있음을 분명히 깨달아야 한다.

다음과 같은 장면을 상상해보자. 지금 나는 잔잔한 호수 위에 조각배 한 척을 띄어놓고 조용히 낚시를 즐기고 있다. 따뜻한 봄바람이 살랑살랑 불어오고, 날씨는 화창하고, 주위는 평화롭고, 모든 것이 완벽하다. 그런데 갑자기 다른 배가 내 조각배를 뒤에서 쿵하고 박았다. 배가 몹시 흔들리고, 평화로움과 행복감은 갑자기 불쾌감과 분노로 바뀌게 된다. 왠지 무시당한 느낌도 들며, 조용히 혼자 즐길 수 있는 권리를 침해당해 억울하기도 하다.

이러한 상황이라면 나는 화를 내는 것이 당연하다. 이제 나의 정당한 분노를 부주의한 배 주인에게 퍼붓기 위해 인상을 잔뜩 찌푸리며 고개를 획 돌려 째려본다. 그런데 아뿔싸. 그 배에는 아무도 없는 것이 아닌가. 그저 빈 배가 물결에 떠내려오다가 내 배에 와서 부딪힌 것이다. 순간 분노는 연기처럼 사라지고 만다. 왜 그런가? 그 배가 내 배를 들이받았다는 사실 자체에는 아무런 변화가 없는데.

이 일화는 분노나 좌절이 외부의 사건에서 자동적으로 비롯되는 것이 아니라는 것을 분명히 보여준다. 그 사건에 대한 순간적인 해석이 분노의 원인인 것이다. 어떤 배가 와서 부딪힌 순간, 내 머릿속에는 다음과 같은 '스토리텔링'이 이루어졌던 것이다.

어떤 사람이 부주의하게 혹은 고의로 내 배를 들이받았다. 그 사람은 나만의 시간을 즐길 권리를 침해한 것이다. 말하자면 나를 무시한 것이다. 나의 자존심을 건드린 것이다. 감히 나를 건드리다니! 그 사람은 분명 잘못을 했고 따라서 댓가를 치뤄야 한다.

그러나 뒤를 돌아보니 빈 배였다. 아무도 없었던 것이다. 잘못이 있다면 산들산들 불어오는 봄바람에나 있는 것이다. 스스로 어색한 미소를 짓는 순간 분노는 사라지고 만다. 나의 스토리텔링이 완전히 잘못되었기 때문이다. 즉 분노는 내 머릿속에서 내가 만들어낸 스토리텔링의 결과이지, '다른 배가 부딪혔다'는 사실에 의해 자동적으로 야기된 것이 아니다.

… 우리 삶에서 벌어지는 다양한 사건들은 그 자체로서는 아무런 결과도 가져오지 않는다. 그것이 특정한 결과를 가져오려면 우리의 신념체계에 의해 해석되고 매개되어야 한다.

(《회복탄력성》, 김주환, 위즈덤하우스, 2019, 139~141쪽)

암을 유전자나 세포의 질환으로 한정시켜 보면 사실상 그 주인이 할 수 있는 일이 없거나 해 봤자 의미가 별로 없다. 하지만 중독성일 정도로 해로운 습관에 들면 세포와 유전자도 암이 될 정도로 악화되며 따라서 그 반대의 행위와 그 반대의 결과도 가능하다. 의사만이 아니라 환자도 자신의 암세포를 치료할 수 있는 까닭이다. 나 자신과 내 주변을 받아들이는 각본을 다시 짜고 새로운 각본에 따라 느끼고 행동하는 훈련을 해내면 말이다.

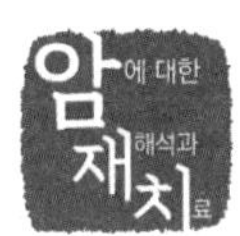

21.
양성종양과 악성종양

[표 1] 양성종양과 악성종양의 차이*

특성	양성	악성
성장속도	성장 멈추는 휴지기 가질 수 있음	저절로 멈추는 경우가 적음
성장양식	범위 한정, 침윤 없음	주위 조직 침윤하면서 성장
피막형성	피막 있어 침윤방지, 제거 간단	피막 없어 침윤 잘됨, 제거 복잡
세포특성	분화 잘됨, 분열상은 없거나 적음, 세포가 성숙	분화 잘 안 됨, 정상 또는 비정상 분열상이 많음, 세포가 미성숙
영향	거의 해가 없음	해가 됨
전이	없음	흔함
재발	없음	가능
예후	좋음	크기, 림프절 침범 여부, 전이 유무에 따라 다름

* 출처: 국가 암 정보센터

진단 결과를 기다리는데 "양성입니다"라는 의사의 말을 듣는 것만큼 이나 다행스러운 일이 인생에서는 흔치 않을 것이다. 그런 양성종양과는 달리 악성종양은 왜 굳이 다른 조직을 침범할까? 양성benign(온화한, 인자한, 친절한) 종양은 착한 녀석이고 악성malignant(악의적인, 적의를 품은) 종양은 나쁜 놈이니까? 과학적으로 답한다면 유전자의 차이 때문인가? 그런데 유전자에도 양성이 있고 악성이 있을 수 있는가? 서부영화도 아닌데 어떤 종양에다 선악의 딱지를 붙이는 것은 비과학적이거나 비과학적인 선입견을 불러일으키기 쉽다.

양성종양을 '조직 내 종양', 악성종양은 '조직 간 종양'으로 불렀으면 한다. 역지사지라는 말도 있고 상대를 알고 나를 알면 백전불패라는 훈구도 있듯이 종양세포의 입장에서 보면 다른 조직을 침범하지 않아도 되는 이유가 있을 것이고 반대로 다른 조직을 침범해야만 하는 사정도 있을 것이기 때문이다. 조직 내 종양인 이유는 세포가 한 조직 안에 머물러 있어도 증식, 분화에 필요한 물품을 공급받기 때문이고, 조직 간 종양은 자기 조직 안에서는 혈액, 림프(액이나 세포), 면역(신호, 사이토카인), 내분비(호르몬), 신경(물질) 등을 공급받지 못하기 때문이다. 팔레스타인 사람들이 난민이 되는 이유는 고향에서는 생업을 도모할 수 없기 때문이다.

유전자는 수많은 유전자 중에서 세포(또는 세포막이 없는 생명체)가 자신의 목적을 이루기 위해 선택하고 조합하는 수단이다. 〈이기적 유전자〉라는 책에서 리처드 도킨스가 주장하고 현대의 주류 생물학이 주창하듯이 세포는 껍데기이고 지배당할 뿐 유전자만이 창조하고 지배하는 궁극적인 존재라는 논설은 사실과 맞지 않는다. 물리화학은 존재의 근본이 무엇이며 어떻게 작동하는지를 탐구하는 학문으로 현대에 이르러 큰 발전을 이뤘다. 신을 대신할 정도로 성공도 하고 자신감에도 차 있다. 여기에 고무받은 현대의 생물학도 '물리화학적으로' 생물학을 지배하는 궁극적인 법칙, 근원적인 존재를 탐구해왔는데 마침내 유전자를 찾아냈고 환호와 열광의 도가니에 휩싸였다.

생물이 유전자나 단백질과 같은 무생물에서 생겨난 것은 부인할 수 없는 과학적인 사실이지만 유전자나 단백질을 갖추고 생명체가 일단 생겨나면 생명체(유기체)가 유전자를 활용하여 단백질을 만드는 것이지 유전자가 단백질을 만들어 세포를 조종하는 것이 아니기 때문이다. 생물은 무생물에서 탄생했지만 무생물에 의해서 조종되고 지배되는 것이 아니라 자신의 목적과 의도에 맞게 무생물을 이용하고 활용하는 것이다. 이점이 생물과 무생물의 근본적인 차이이며 물리화학과 생물학의

[그림 30] B림프구가 만드는 항체의 구조

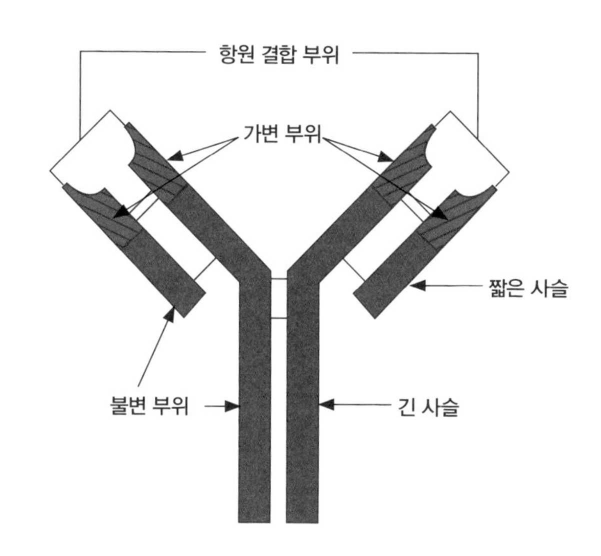

근본적인 차이다.

유전자 결정론은 이유나 의도를 배제하는 '순수한' 과학에는 어울릴지 모르지만 암을 이해하고 치료하는 데는 실패를 거듭해왔다. 물리화학적인 유전자가 생명체를 탄생시키고 진화시킨 것이 아니라 물리화학적인 유전자를 갖추면서, 물리화학적인 유전자를 갖추어서 생명체가 탄생했으며 생명체가 유전자를 발전시키면서 진화해온 것이다. 자신의 의도에 맞게 물리화학적인 대상을 이용할 수 있는 능력이야말로 생명체의 고유한 특성이며 위대함이다. 세포가 유전자를 재조합(돌연변이)하는 이유나 의도는 무시한 채 돌연변이가 일어나는 수많은 방법만을 차단하려고 하기 때문에 현대의학은 암을 이해하고 치료하는 데 더 실패한다.

수단을 부려먹는 목적은 수단보다 앞서 생겨나며 목적을 달성하려는 수단은 목적보다 다양할 수가 있다. 코로나19 항체를 만드는 B림프구는 유전자를 재조합(돌연변이)하는데 10^{12}가지나 되는 경우의 수단을 갖는다고 한다. 우리 몸의 모든 세포는 다 똑같은 유전자를 가졌다는데 암세포의 목적을 무시한 채 암세포가 부리는 수단을 일일이 다 막아내기는 절대 불가능하다. 현대의학이 과거에도 미래에도 궁극적으로는 실패할 까닭이다. 암세포의 목적이야 어차피 악하고 독하니까 재고할 필요 없이 없애기만, 죽이기만 하면 될까? 가능할까? 현대과학은 컴퓨터를 만들고 컴퓨터는 현대과학을 만든다. 설사 모든 경우의 수를 빛의 속도로 쫓아가 막는다고 해도 암이 발생하는 한 가지 의도를 풀어주지 못한다면 암은 재발하고 전이할 것이다. 암을 키운 백 가지 사연에는 귀를 닫고 암이 발생하는 100가지 분자 기전에 현미경 초점을 맞출 '정밀 맞춤형 치료법'의 운명은 다를까?

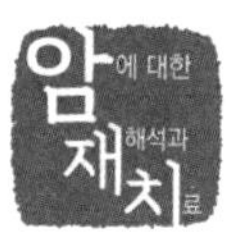

22.
한의학과 암 치료

유전자나 단백질과 같은 분자 수준의 개념으로 구성된 현대의학의 폄훼(사실은 의료자본이 주도하는)에도 불구하고 한의학이 살아남은 이유는 임상에서 여전히 치료 효과가 있기 때문이다. 자라나 황기와 같은 한약이 암 유전자와 암세포를 '분자 수준'에서 없앨 수 있는지 없는지 증명할 의무는 한의학이 아니라 현대의학의 몫이다.

암은 암세포 때문에 생기며 암세포는 암 유전자 때문에 생긴다는 이론은 현대의학이 주장하기 때문이다. 자동차 제조회사가 급발진을 주장하는 운전자에게 '당신이 차를 사용했고 당신이 차를 운전했으니 당신이 증명해야 한다'고 한다면 어처구니가 있겠는가? 운전자는 차가 갑자기 굉음을 내며 폭주하는데 자신은 가속페달을 최대한, 급속으로 밟지도 않았으며 브레이크 페달을 힘껏 밟았으나 말을 듣지 않았으니 급발진으로 추정된다고 주장하는데 회사는 어떤 결함이 있고 어떻게 작동 오류가 생겼는지를 운전자가 '부품 수준'에서 증명하라고 요구하는 상황이라면 합리적일 수가 있는가?

나는 세포가 자신과 관계하는 외부의 환경에 적응하기 위하여 자신이 가진 암 유전자를 발현시키며 한의학 뿐만 아니라 명상, 호흡, 운동, 취미와 여행 등 다양한 방법이 암세포 바깥의 환경을 개선시켜 암을 치유하는데 도움을 줄 수 있다고 주장한다. 항암이나 방사선 같은 분자 수준의 치료만이 과학적이며 유일하게 옳다는 주장은 과학에 대한 편협한 이해이며 과학과 과학의 영향력을 독점하려는 불순한 의도라고 믿는다.

1. 한의학의 세계관

현대 주류 생물학의 생명관은 유전자가 단백질을 만들며 단백질이 세포를 만들고 세포가 조직 - 기관 - 계통과 유기체를 만든다는 유전자 결정론이자 분자 수준으로의 환원주의다. 한의학의 생명관은 하늘과 땅의 기운을 받아 생명이 이루어진다는 관계론(천지인, 天地人)이자 전체론(인내천, 人乃天)이다. 사람이 하늘과 땅의 영향을 받는 하나의 작은 천지(小天地)라는 사상은 단지 감각적으로도 느낄 수 있고 경험적으로도 체득할 수 있는 소박한 수준에 머물지 않았다.

사람이 하늘과 땅의 영향을 받는 하나의 작은 천지(小天地)라는 사상은 질병의 원인과 치료 방법을 주술이나 절대자에게 의지하지 않고 자연과 환경에서 스스로 찾도록 이끌었으니 최소 2,000~3,000년 전의 사고방식으로는 대단하다고 봐야 할 것이다. 또한 지구상의 사물과 생명의 현상이 자신의 항성인 태양과 자신의 위성인 달의 영향을 받아 이루어진다는 세계관은 태양 - 지구 - 달의 관계를 밝히는 천문학이나 태양 - 지구 - 달의 영향을 받는 기상학, 지리학, 동물학과 식물학 등등의 과학을 발전시켰다.

2. 음양론

[그림 31]은 양자역학의 창시자 중 한 명인 닐스 보어가 걸었다는 음양문양이다. 물질이 에너지이고 에너지가 물질이며 입자가 파동으로 바뀌고 파동이 입자이기도 한 모순과 변화를 해석하는데 음양론이 유효하다는 의미다.

그림에서 보듯이 양 중에 음이 있고 음 중에 양이 있으며 양은 끝에서 음이 되고 음은 끝에서 다시 양으로 되는데 음양은 사물의 모순된 성질이자 존재(운동)방식이다. 한의학에서 음은 상대적으로 더 정(靜)적인 것, 양은 상대적으로 더 동(動)적인 것으로 정의된다. 2, 4, 6 … 등의 짝수는 짝이 맞아 안정되어 정적이므로 음수라고 하고 1, 3, 5 … 등 홀수는 둘씩 작을 짓지 못하고 부족하거나 남아서 불안정한 양수라고 한다. 음양은 흑백논리와 다르며 0과 1로 표현되는 이진법과도 다르다.

1[yes]나 0[no] 중에 어느 한 가지인 것이 아니라 yes이면서도 동시에 no일 수가 있다. 동전처럼 동물은 앞면과 뒷면을 동시에 갖는데 내장을 보호하는 바깥의 등(背)쪽이 양이며 보호받는 안의 배(腹)쪽이 음이다.

밤은 음이며 낮은 양이다. 봄과 여름은 양이고 가을과 겨울은 음이다. 달은 음이며 해는 양이다. 땅의 기운을 많이 받는 하체는 음인데 차가워지기 쉬우므로 따뜻하게 하고 하늘의 기운을 많이 받는 상체는 양인데 뜨거워지기 쉬우므로 서늘하게 하면 건강에 좋다. 날짐승은 양이

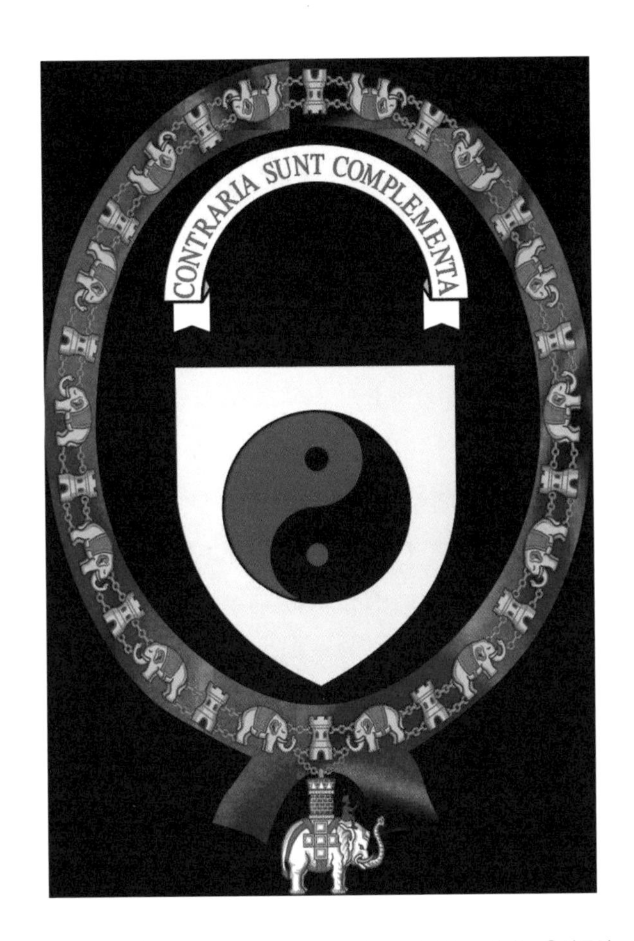

[그림 31] 양자역학의 창시자 중의 한 명인 닐스 보어가 걸었다는 음양문양

며 길짐승은 음인데 "꼬끼오~" 고음을 내고 땅 위를 선호하는 닭은 양 중의 양이라 삼복더위에 먹어 양기를 보한다. 양기는 동적인 활동 에너지로 되어 여름철의 더위를 견디기가 쉽게 한다. "꽥꽥꽥" 저음을 내며 물 아래로 내려가는 오리는 양 중의 음이라 추운 겨울에 먹으면 음기를 보한다. 음기는 정적인 물질mass(질량, 체중, 지방)로 되어 한기를 견디기가 쉽게 한다. 춥고 높은 고위도에 사는 양은 "매애~" 고음을 내며 양기가 많아 고기는 몸을 덥히며 양(羊)의 기운은 털에 많다. 덥고 낮은 저위도에 사는 돼지는 "꿀꿀꿀" 저음을 내며 음기가 많아 고기는 몸을 식히며 돼지의 기운은 족발에 많다. 식탁이 음이라면 그릇은 양이다. 초가 음이라면 촛불은 양이다. 공책이 음이라면 연필은 양이다.

모든 사물은 겉과 속, 사지와 몸통, 양성자와 음전자 등으로 양과 음의 성질을 가지며 서로 대립되는 음양의 성질이나 부분을 갖지 않으면 존재할 수가 없다. 태양이 양이지만 태양열(빛)은 태양이 가진 질량을 태워서 생겨난다. 물이든 달이든 질량(무게)은 정적이지만 중력이나 인력(引力)의 에너지를 받아서 움직인다. 모든 사물과, 사물 간의 관계에서 음양은 절대적인 성질이자 법칙이다. 팽창하는 우주는 결국 수렴할 것이며 수렴의 끝에서 다시 팽창할 것이라고 예측할 수 있는 음양론은 과거의 한의학만이 아니라 미래의 과학에도 소중한 자산이다.

음양론을 통하여 깨달아야 할 가치는 모든 존재가 대립하는 성질이나 부분으로 나뉜다는 점만이 아니라 그 대립하는 부분과 성질이 합해져서 하나의 사물을 이룬다는 점에 있다. 하나의 존재 안에 서로 대립하는 음과 양이 있으며 대립하는 음과 양이 합해져 하나의 사물(존재)을 이루고 있다는 점이다.

촛불이 꺼지지 않고 계속 타들어 가면 초가 다 타버리듯이 암이라는 질환은 형기(形氣, 형체와 기운, 물질과 에너지)가 마지막까지 소진되는 질환이다. 음식을 먹어서 피와 살로 바꾸는 데는 많은 에너지(氣)가 필요하다. 위장관과 소화기관은 몸에서 에너지를 제일 많이 가져다 쓰는데 기운이 없으면 밥맛도 없고 먹은 죽도 소화가 안 된다. 숨 쉴 기운이 없으면 숨을 못 쉬고 죽듯이 소화시킬 기운이 없으면 밥 생각도 안 나고 음식 냄새가 싫어지기까지 한다. 아프면 그런다. 쇠약해지면 그런다. 인삼, 백출, 복령, 반하, 진피, 감초, 생강, 대추를 넣어서 쓰면 밥맛이 돌며 삼킨 죽이 내려가 피와 살로 바뀐다. 양기(陽氣)를 보충하여 음혈(陰血)이 생기도록 돕는 방법이다. 항암제를 맞은 뒤에 쓰면 좋다. 항암제를 맞기 전에 미리 써도 좋다.

암 환자는 예민하고 불안하며 낮에는 기운도 없고 의욕도 줄어 활동량이 떨어지고 밤에는 오히려 멀뚱멀뚱 생각이 많아지고 각성이 되어 잠을 못 이루는 경우가 많다. 잠을 못 자 더 불안하고 예민하여 쉽게 짜증이 나며 피로가 풀리지 않아 낮에는 피곤하고 활동력이 떨어져 밤에 또 잠을 설친다. 피가 졸아드는 것이다. 6월 즈음에 피는 자귀나무꽃은 밤에는 오므렸다가 낮에 다시 펼쳐진다, 자귀나무 껍질(합환피), 하수오 줄기(야교등), 멧대추 씨(산조인), 복령, 천궁, 지모, 감초를 달여서 쓴다. 뇌로 올라가 있던 혈액이 약물을 따라 간으로 더 잘 들어가면 꼬리에 꼬리를 물던 생각도 그치고 심장의 긴장도 누그러져 잠들기 쉽다. 양기를 수렴하여 음혈이 소모되는 것을 막고 음혈이 생기도록 돕는 방법이다. 잠을 못 자면 밤을 맞이하기가 얼마나 무서운가. 밤을 지새우기가 얼마나 고통스러운가. 잠만 자도 얼마나 살 것 같은가!

3. 오행론

한의학에 등장하는 오장(肝心脾肺腎)이나 오미(辛,苦,甘,酸,鹹) 등의 숫자 5는 10진법의 산물이며 육부(위, 방광, 소장, 대장, 담, 심포)나 육기(풍, 한, 서, 습, 조, 화)의 숫자 6은 12진법의 산물이다. 12진법은 한 해에 달이 지구를 도는 횟수가 12번이며 공전 주기에 따라서 밀물과 썰물의 변화가 생기므로 강 하구인 메소포타미아 문명(10과 12의 최소 공배수인 60진법) 등에서 생겨나고 해안가의 생활에 유용하게 쓰인다.

10진법은 수를 셀 때 열 손가락을 이용하면서 생겨났는데 숫자의 이름도 손바닥이 다 닫히니 다섯이고 손바닥이 활짝 열리는 수가 열이다. 지금도 핸드폰 충전기의 잭과 같은 제품의 표준화 규격을 두고 회사 사이의 다툼이 있듯이 고대사회에서도 통일은 영토의 통일만을 의미하지 않았다. 무게나 부피를 재는 도량형을 통일시키고 그것을 표시하는 숫자를 알리고 익히도록 해야 했다. 그렇지 않으면 예를 들어 연필 한 묶음이 10개일 수도 있고 12개일 수도 있어서 교역을 하거나 공물을 수납하는데 차질이 생긴다.

현대인의 일상생활에서도 오색찬란하다든지 오곡밥이라든지 하는 표현이 다 10진수의 영향이며 기본적인 가짓수를 갖췄다는 의미다. 아흔아홉 칸 집이라던가 구룡계곡, 구룡포읍, 구계마을 등의 아홉 수도 10진 법 중의 한 자릿수나 두 자릿수를 기준으로 많다는 의미다.

구구단을 외울 때 2단과 5단을 외우기가 제일 쉬운데 2와 5는 10의 약수인 까닭이다. 만약 12진법에 익숙하다면 그 약수인 2, 3, 4, 6단을 외우기가 더 쉬울 것이다. 오행이 과학적인 근거 없이 아무렇게나 주어다가 쓴 숫자가 아니란 뜻이다. 방향은 360도가 다 있지만 동서남북의

네 방향으로 간단히 표현하는 것과 비슷한 이치다. 동남이나 동북 등 팔방이나 더 자세하게 열여섯 방향으로도 표시할 수 있지만 기본은 동서남북이 된다. 과학의 특징 중 하나는 단순화나 추상화여서 거기에 맞춤한 수나 수학을 이용하며 목, 화, 토, 금, 수 다섯 가지의 사물로 표상한 오행(五行)은 사물이 변화해가는 운행(運行) 과정을 인식하기 위한 체계이다.

해는 동쪽(양, 陽)에서 떠서 바로 서쪽(음, 陰)으로 곧바로 지지 않고 남쪽을 거쳐 간다. 또 서쪽에서부터 북쪽을 거쳐서 동쪽으로 떠오르니 동서남북과 그 가운데를 합쳐서 다섯 군데다. 대상을 관찰하고 경험(실험)하여 얻어진 이론은 다시 대상을 해석하고 규정하는데 일단 오행 체계가 생겨나면 다시 사물을 다섯 가지씩 짝을 지으려고 한다. 싹이 나고 가지가 자라는 봄 ~ 여름의 확장하는 기운이 열매가 익고 떨어져 땅속에서 숨을 죽이는 가을 ~ 겨울의 수렴하는 기운으로 넘어가는 사이에 장하(長夏)라는 계절을 설정했다. 장하를 거쳐야만 춘하의 양기가 추동의 음기로 바뀔 수 있다는 뜻이다. 그래서 생장 - 변화 - 수장(生長 - 化 - 收藏)한다. 달이 다 차면 기울듯이 사물의 위치(에너지)나 운동(에너지)이 극한에 이르면 다시 반대로 전환하는데(物極必反) 오행론은 음과 양이 바뀌는 보다 복잡한 과정과 관계를 설정한 개념이다.

내장 기관에서는 음식물을 아래(下)로 내려보내는 위(胃)와 영양분을 위(上)로 올려보내는 비장이 음양 사이의 변화를 주관한다. 음식물을 변화시켜 에너지원으로 만드는 장부가 소화기관을 대표하는 비위(脾胃)이기 때문이다. 암은 기혈이 소진되는 소모성 질환이기 때문에 비위를 보살피는 일이 치료의 근본이 된다. 음양론에서 밝힌 인삼, 백출, 복령, 반하, 진피, 감초, 생강, 대추가 좋은 약이 된다.

음양론이 서로 대립하거나 서로 의존하는 두 가지 성질이나 사물의 관계를 나타낸다면 오행론은 서로 도와 순행하는 상생관계나 서로 눌러 역행하는 상극관계를 드러낸다. 상생은 두 개의 파장이 만나 진폭이 커지는 보강간섭 현상과 비슷하며 상극은 진폭이 줄어드는 상쇄간섭 현상과도 비슷하다.

암환자는 우울감이 들기 쉽다. 보통 저녁에 지는 해를 보거나 가을에 떨어지는 낙엽을 보면 기분이 더 쉽게 우울해지듯이 우울감은 낮이나 여름의 열기로 펴졌던 허파가 움츠러들기 때문에 생겨난다. 감초,

[그림 32] 상보적 간섭과 상쇄적 간섭

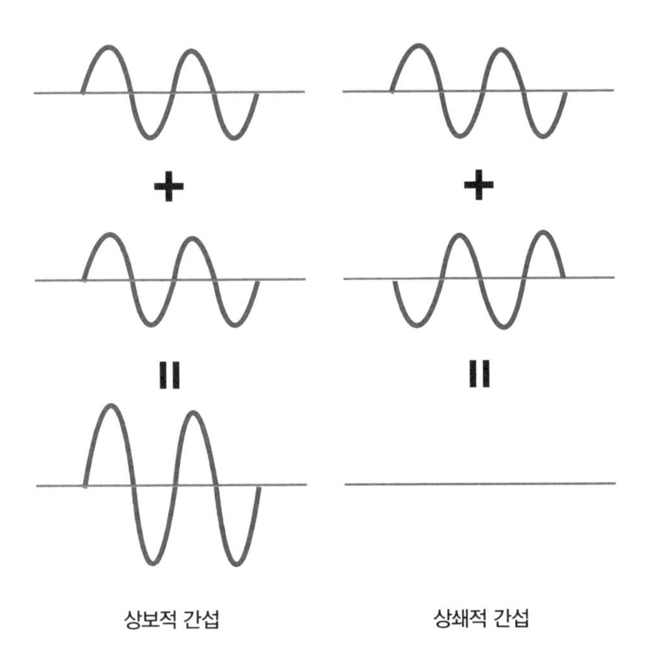

밀(부소맥), 대추의 단맛이 간문맥을 통해 간으로 가고 심장으로 올라가 폐에 이르면(이 과정을 비장의 기능이라고 보았다. 면역계와 소화계 참조) 폐가 숨쉬기에 활발해져 우울감이 줄어든다. 이러한 관계를 토생금(土生金)이라고 한다.

암환자는 짜증이나 분노에 휩싸이기 쉬운데 성내는 감정은 간에서 혈기를 뽑아다 심장과 혈관으로 보내야 유지되므로 간으로 올라오는 문맥혈행과 간에서 내려가는 담즙분비는 억제된다. 이렇게 간에서 화가 나 소화관의 활동이 억제되는 관계를 목극토(木克土)라고 하는데 시호, 청피, 진피, 지각, 작약, 감초 등으로 간의 긴장감을 풀게 하고 담즙분비를 유도하면 다시 소화관이 움직이고 소화액이 분비된다.

자연과 인체의 질서를 10이나 12(또는 그 반수인 5와 6)를 기준으로 해석하려고 했기 때문에 한의학에서는 심포(心包)와 삼초(三焦)와 같은 장부와 경락을 설정하게 되었다. 하지만 이들 장부, 경락은 실재한다기보다는 그야말로 설정된 것이며 한의학이 경험 의학일 뿐만 아니라 이론 틀에 의해서 규정된 것임을 보여주기도 한다.

4. 병인론

현대의학은 암의 병인을 암세포로 지목하며 암세포로 되는 병인을 암 유전자로 지목한다. 보이는 것, 입자, 질량, 덩어리 등 어떤 물질(혹은 미생물, 유기체)을 이루는 것이어야 병인으로 작용할 수 있다고 본다. 이러한 관점이 확고해진 까닭은 전자 현미경을 통하여 직접 보고 또 보여줄 수 있기 때문이며 임상적으로도 성공을 거둔 역사적인 사례에 기인한다. 많은 병의 원인이 되는 세균을 발견하고 세균을 퇴치하는 항생제를 개발했으며 세균보다 더 작은 바이러스도 찾아내 감염을 예방하는 백신을 개발하니 현대의학의 위력이 천하를 호령하는 것이다. 암 진단 시에 보통 1센티미터 크기의 종양에는 약 30억 개의 세포가 들어있다. 1밀리미터의 종양에는 대략 300만 개의 세포가 있고 0.1밀리미터 크기라면 30만 개 정도의 세포로 이루어져 있다. 현미경을 통해 눈으로 보고 확인하다시피 암 덩어리에는 암세포가 있으므로 암의 원인이 암세포인 것은 너무도 당연하며 암세포로 되는 원인이 돌연변이 유전자에 있음을 찾아낸 업적도 자랑할 만하다고 여긴다.

한의학에서는 전통적으로 암이 발생하는 원인을 오래도록 심정(心情)이 상하고 기분이 울체(鬱滯)되었기 때문이라고 본다. 피부암, 설암, 림프종, 유방암, 자궁경부암, 간암 등등은 커지면 밖에서 보이거나 느낄 수 있으므로 한의학에서 종양(腫瘍)이나 암(癌)에 대한 인식은 오래전부터 있었다. 종양이니 궤양이니 암이라는 용어도 한의학 병명이었던 것이다. 한의학에서 암이 생겨나는 원인을 심정이 상하고 기분이 울체되기 때문이라고 본 이유 중의 하나는 오랫동안 관찰하고 치료한 결과이기도 하고 다른 하나는 암 조직을 이루는 주요 구성원인 암세포를 현미경과 같은 도구가 없어서 눈으로 확인하고 구별하지 못한 데에 있다. 암세포를 인식하지 못한 대신에 어떤 덩어리로 뭉쳐지는 것은 그 이면에서 작용하는 기운이 흘러서 펼쳐지지 못하고 정체되어 뭉치기 때문이라고 인식했다.

사실 한의학의 세계관은 '기 일원론(氣一元論)'이다. 만물은 하나의 기(氣)일 뿐이며 하나의 기로 되어있다는 것이다. 기 중에서도 동적인 기는 양기이고 정적인 기는 음기다. 양기는 기로, 기능으로, 에너지로 기화(氣化)되고 음기는 형(形)으로, 구조로, 물질로 형화(形化)된다. 예컨대 양기가 강한 숫사슴의 뿔을 약으로 쓰면 기운과 같은 기로, 기능으로, 에너지로 기화되고 음기가 강한 암퇘지의 다리를 약으로 쓰면 젖과 같은 형으로, 구조로, 물질로 형성된다. 쑥과 국화는 같은 국화과 식물이라고 해도 채취하는 시기와 약으로 쓰는 부위가 다르다. 언 땅을 뚫고 나와 아지랑이 피어오르는 햇살을 받고 자란 어린 봄 쑥을 채취하여 쓰는데 그 기가 따뜻하여 하강하는 냉기가 뭉치기 쉬운 아랫배를 덥혀 풀어준다. 아랫배가 차서 혈액순환이 안 되어 임신에 어려움이 있거나 임신을 유지하기 어려워 피가 비치는 데 쓰면 좋다. 한여름을 지나면서 벌써 꽃을 피우며, 시들고 퇴색한다. 쑥과 달리 국화는 잎이 아닌 꽃을 약으로 쓰는데 늦가을 서리를 맞고도 피어난다. 국화꽃의 기는 서늘해서 상승하는 열기가 몰리기 쉬운 눈이나 머리를 식혀서 맑게 한다. 이처럼 한의학은 병의 원인과 해결하는 방식을 기에서 찾는다.

암이 자리를 차지하고 모양을 이루며 무게를 갖는 이유는 자리를 차지하지 않고 모양을 이루지 않으며 무게를 갖지 않는 기운(氣運)이 흐르지 않아 혈액(血液)과 진액(津液)도 따라서 정체되기 때문이라고 보았는데 기혈의 운행이 다 정체하는데 결정적으로 영향을 미치는 인자가 상한 심정으로 울체된 기분이라는 것이다.

물질이 에너지이고, 에너지가 물질이며, 물질은 에너지로도 되고 에너지가 물질로도 된다는 인식은 현대 물리학의 바탕이다. 감정이 세포와 유전자에 영향을 미치는 과정은 길고도 복잡할 수 있지만 그 가능성을 부정할 이유는 없다. 먹이사슬로 얽힌 자연에서 도망치는 행동을 유발하는 공포심이나 공격하는 행동을 유발하는 분노감은 즉각적으로 얼굴이나 손발로 혈액을 집중시키며 면역활동이나 소화운동은 그만큼 즉각적으로 억제되고 유보된다. 사회에서도 인간관계나 성취업무에서 오는 지속적인 불만이나 불안, 근심이나 걱정, 우울과 분노는 순환계, 면역계, 내분비계, 소화계, 비뇨계, 생식계의 활동을 지속적으로 억제하고 교란한다.

스트레스로 생리가 앞당겨지거나 뒤밀쳐지는 경험을 하는 여성이 많다. 생리 주기에 따라 증식하는 젖샘 세포는 대식세포에 의해 소화되어 림프관을 통해 배출되는데 면역계가 억제되고 교란되면 림프관이 막히고 림프관을 통해 드나드는 면역세포의 활동도 억제되고 교란되며 교통이 막힌다. 오래도록 염증이나 미생물로부터 보호받지 못하고 면역

[그림 33] 유방의 구조와 암

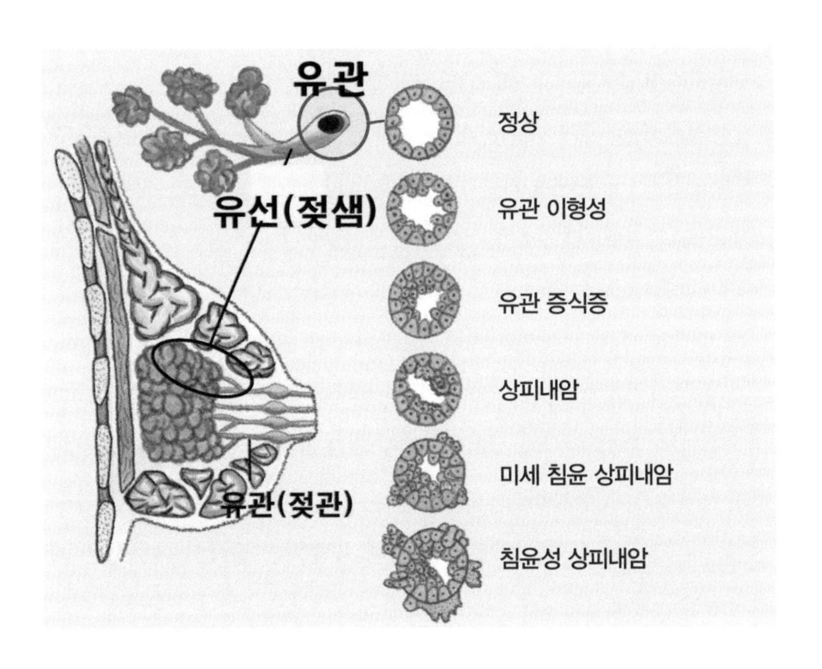

세포로부터 신호도 받지 못하면 젖샘 세포와 젖샘 구조가 들어설 터전이 새롭게 복구되지 않아 다음 생리 주기에서 모세포는 정상적인 샘을 만드는 세포를 낳아 기를 수가 없게 된다. 정상적인 샘 구조가 들어설 터전을 마련하지 못하고 정상적인 샘을 이루는 딸세포도 낳아 기르지 못하니 모세포가 모세포만 낳고 젖샘이 없어 젖샘을 더 만드는 헛분열의 주기가 더 빨리, 멈추지 않고 계속되는 게 암세포이고 암조직이다.

채취한 콧물이나 가래에서 코로나 바이러스를 선별하고 바이러스의 유전자를 증폭하여 맞춤한 백신을 투여하는 기술을 갖지 못한 한의학은 그러한 질환을 감기(感氣)라고 칭하고 그 병인(病因)을 좇아서 상한(傷寒, 한기에 상함)이라고 부른다. 글자 그대로 차가운 기운(기후)에 감촉되어 발병한 질환이라는 뜻이다. 초기의 코로나19처럼 전염성이 강한 질환을 특히 역병(疫病)으로 분류하고, 그러한 기후를 틈타 전염되는 인자(因子)가 있다고 설정은 했지만 그것을 찾아내 확인하지는 못했다.

인류가 안타깝게도 온 지구를 정복할 수 있는 생물학적인 이유 중의 하나는 항온동물이기 때문인데 아무리 큰 파충류나 번식력이 강한 잡초라도 뜨거운 적도나 차가운 극지를 다 차지하지는 못한다. 건조한 사막이나 습한 밀림을 다 소유하지는 못한다. 하나의 세포막도 없이 얇은 단백질 껍질에 싸인 바이러스는 파충류나 잡초보다 온도나 습도에 훨씬 더 민감하여 아주 한정된 기후 조건에서만 활동할 수 있다. 10℃나 40℃ 이상까지도 되는 일교차나 연교차에도 불구하고 활동하는 인간(유기체)과는 달리 우리 몸의 개별 세포나 호흡기, 비뇨생식기, 위장관 내로 침투하거나 활동하는 미생물은 활동하기에 적절한 범위가 아주 제한된다. 그래서 이러한 미생물에 의해 유발되는 질환의 대부분은 계절성이거나 풍토성인 것이다(냉난방에 쓰이는 기술과 에너지, 시공간을 단축시키는 교통수단, 상품화된 동물의 사육과 자연개발에 따른 동물과의 접촉, 지구의 온난화 등등이 계절성이거나 풍토성인 질환을 전 지구적으로 확장시키는 것이다).

어쨌든 코로나 바이러스가 유행하는 것과 같은 특정한 기후를 한의학에서는 풍·한·서·습·조·화(風寒暑濕燥火)의 육기(六氣)라 하고 그 기운을 틈타서 침투하는 인자를 육음사기(六淫邪氣)라고 한다. 코로나 바이러스와 같은 육음사기(六淫邪氣)는 자신에게 알맞은 기후 조건에서 깨어나 숙주에게 침투하면 역시나 자신의 증식에 알맞은 기후 조건을 만들려고 시도한다. 인체 내의 이러한 기후를 변화시켜 바이러스의 활동에 저항하고 바이러스를 인체 밖으로 내보내려고 하는 게 한의학의 치료 방법 중 한 가지다.

코로나에 걸려 열이 나고 몸살을 앓으며 마른기침을 하고 냄새나 맛을 느끼지 못하는 경우가 있는데 마황, 행인(살구 속씨), 석고, 감초를 달여서 마시면 좋다. 성질이 따뜻한 마황은 기도나 기관지, 폐의 표피 온도를 올리고 닫힌 땀구멍을 열어 땀을 배출하니 바이러스가 선호하는 온도와 습도의 범위를 넘어서서 체온을 올린다.

성질이 따뜻한 행인은 침투했거나 침투하려는 바이러스에 대한 방어작용으로 기도나 기관지, 폐의 표피가 수축하여 움츠러드는 것을 풀어준다. 마황도 이러한 역할을 하는데 불이 날 때는 연기를 막으려고 문을 닫기도 해야 하지만 꽉 찬 연기를 내보내려면 창문을 열기도 해야 하는 법이다.

방어적으로 표피와 땀구멍을 닫으면 더 이상의 감염을 막고 체온을 높이는 이점이 있기는 하지만 바이러스를 내보내거나 면역세포를 불러 모으는 데 더 오랜 시간이 든다. 상한 음식이 들어오면 입에서 가까운 위(胃)에서는 위로 구토하고, 항문과 가까운 장에서는 아래로 설사를 하여 음식물과 함께 식중독균을 내보내듯이 바이러스도 침투하거나 확산한 장기의 점액이나 장액과 함께 인체 밖으로 내보내는 것이 효율적이다(만약 더 깊숙히 점막층 아래로 침투하면 혈관이 노출되고 혈액이 감염의 대상이 되므로 점액만이 아니라 혈액을 써서 내보내려고 한다. 그래서 출혈이 발생한다).

따라서 병원체를 직접 잡아먹거나 항체를 분비하는 등의 면역세포만이 감염된 바이러스나 세균을 없애는 것은 아니다. 백신이나 항생제만이 치료제가 아니다. 어떤 기관의 표피와 표피 분비물 그리고 그 분비물의 통로를 이용하여 들어온 병원체를 다시 내보낼 수가 있으니 이러한 방식은 보다 빠르고 규모도 커서 효과적이고 부작용이 덜해 안전하기까지 하다. 현대의학은 암은 암세포가 하고 면역은 면역세포가 한다는 식으로 사물과 현상을 단절되어 고립된 것으로 파악하는데 미안하지만, 현미경적인 사고방식이라고 말할 수 있다.

후각이 예민한 개는 콧잔등을 혀로 자주 문지르는 모습을 볼 수 있는데 밖으로 드러난 점막이 마르지 않게 하려는 것이다. 빨래가 바람으로도 마르듯이 공기가 드나드는 호흡기의 표면은 말라서 상하기 쉽다. 컹컹대며 마른기침을 하는 이유다. 점막이 건조하니 냄새 분자를 포착하는 점액이나 점액세포, 신경세포가 상하고 위축되어 맛이나 냄새를 못 느낀다. 이때 성질이 차가운 석고를 써서 열을 식히고 진액의 손실을 방지한다.

석고는 성질이 찬 약으로서 열을 식혀 열로 인한 진액 손실을 막기도 하지만 맛이 매워 점막에서 진액이 배출되도록 돕기도 하니 분비된 진액이 또 열을 식히는 것이다. 이는 따뜻한 마황과 행인으로 온도를 높이고 체액을 발산하는 데 대한 견제이자 보조이기도 한데 이미 호흡기의 진액이 열로 상해서 부족하기 때문이다. 만약에 마른기침이 아니라 기침을 하되 묽고 맑거나 아니면 노랗고 진한 가래가 나온다면 열로 인한 진액 손상이 심하지 않으므로 석고를 쓰지 않는다.

온도를 높이는 따뜻한 약과 열을 식히는 차가운 약, 진액을 몸 밖으로 배출하는 약과 진액을 몸 안에서 보급하는 약, 이렇게 모순된 성질의 약을 같이 써서 치료하는 이치를 상반상성(相反相成)이라고 한다. 병과 병의 증세가 이미 모순에 빠졌기 때문이다. 온도를 높이려니 (고)열이 나고 진액을 써먹자니 진액이 부족한 탓이다. 마황으로 온도를 높이고 석고로 열을 식히며, 마황으로 진액을 배출하고 석고로 진액을 보급한다. 온도를 높여 사기(邪氣)를 내보내며 열을 식혀 정기(正氣)를 보호한다. 진액에 실어 사기를 내보내며 진액을 내어 정기를 보호한다.

마황, 행인, 석고는 모두 감염과 증상의 부위가 호흡기와 호흡기의 표피일 때 쓰면 좋다. 열이 나고 기침을 하는 이유는 우리 몸의 방어기전이 병의 원인을 밖으로, 위로 내보려는 안간힘이기 때문에 그 힘을 그대로 이용하여 바이러스를 밖으로, 위로 내보내는 것이다. 이와는 달리 바이러스나 세균이 장이나 비뇨기에 침범하거나 확산되면 땀이나 호흡기의 점액이 아니라 대변이나 소변으로 내려보낼 진액을 써야 하므로 다른 약재가 필요하다.

예를 들어, 식중독으로 심하게 설사를 하면 탈수 증상이 날 수 있는데 설사할 때 필요한 진액을 공급하려고 혈액 중의 액체 성분인 혈장을 가져다 써먹기 때문이다. 식중독균은 이미 배출되었더라도 점막이나 장막 근육층의 기력이 없어 느슨해져 진액 누출을 막지 못하고 설사를 계속하는 것이다. 이때에는 식중독균을 배출하려고 설사를 하는 것이 아니라 설사를 그칠 기력이 없어서 설사를 한다. 설사도 그치게 하고 탈수도 멎게 하는데 인삼, 백출, 건강(볶아서), 감초(볶은 것)를 쓰면 좋다.

혈압과 체온이 떨어지고 의식까지 혼미해지면 조상들은 인삼과 부자를 썼다. 심장의 박출력, 기운, 기(氣), 에너지를 보하는 것이다. 정맥혈관으로 포도당 수액을 직접 주입하는 혈액, 물질, 입자를 보충하는 방식과는 다르지만 실제로 훌륭한 또 하나의 치료법이 될 수 있다.

마황, 행인, 석고와 함께 감초는 약방의 감초라고, 진액과 기운을 보충하고 다른 약재들의 모난 개성을 화합시킨다.

마스크를 쓰면 침이나 가래에 묻어 퍼지는 바이러스를 막아주기도 하지만 더욱 중요하게는 호흡기의 온도와 습도를 체내의 그것과 비슷하게 유지시켜 준다. 외부의 공기와 접촉하는 호흡기는 운명적으로 외부 기후에 노출되며, 알맞은 기후 조건에서 발호하는 미생물이 침투하는 1차 관문이 되기 쉬운데 마스크를 쓰면 외부 기후와는 보다 단절된 내부의 기후 상태를 유지할 수 있다.

한의학에서는 외부에서 들어온 병인을 안에서 죽인다거나(殺, 살) 없앤다고(滅, 멸) 표현하지 않고 밖으로 쏟아낸다고 하였으니 한자로는 사(瀉)다. 토하게 하거나 땀을 내게 하거나 대소변을 보게 하는 방법이 대표적인 사법(瀉法)이다. 사실 이러한 방법은 선천면역을 대표하는 호중구, 호산구, 호염구나 후천면역을 대표하는 B림프구와 T림프구의 개입에만 의존하지는 않는다. 이러한 사법에서는 점액이나 장액을 합성하고 분비하는 상피세포가 주력군이 된다.

따라서 현미경도 없고 면역학도 없으며 백신이나 항생제도 없이 미생물 병원균에 맞서는 한의학은 비과학적이고 민간요법일 뿐일 것 같지만 따지고 보면 과학 밖의 과학이고 의학 밖의 의학이다. 다만 과학 밖에도 과학이 있을 수 있고 의학 밖에도 의학이 있을 수 있다는 사실을 인정하지 않는 실태가 문제다.

병원성 미생물을 밖으로 쫓아내는 데 써먹을 기운이나 진액, 혈액이 부족하여 사법(瀉法)을 쓸 수가 없으면 기·혈·진·액(氣血津液)이 만들어지도록 도와주는 보법(補法)을 쓴다. 예컨대 황기, 인삼이나 당귀, 숙지황 등이다. 이들은 혈액과 림프액을 보충하며 더 기운차게 돌도록 돕고 면역세포에 영양도 보급한다. 밖에서 들어온 병의 원인을 안에서 없애도록 순환계, 면역계, 소화계 등을 돕는 것이다. 물론 보법(補法)에 사법(瀉法)을 겸하거나 사법을 위주로 하되 보법을 보조로 하여 안에서 죽이고 밖으로 내모는 양동작전을 구사할 수도 있다. 어떤 작전을 쓸 것인지는 인체의 정기(正氣)와, 사기(邪氣)인 병원체의 세력 관계에 달려 있다.

한편 암세포는 밖에서 들어온 병인이 아니므로 한의학적으로는 사법(瀉法)을 써서 밖으로 내보낼 대상이 아니다. 암 환자는 보통 기·혈·진·액·(氣血津液)이 많이 소모되고 또 부족하므로 기·혈·진·액을 더욱 소모하는 사법은 더더욱 쓸 수가 없다.

그렇다면 암 치료에 보법을 쓰는가? 그렇다! 보법을 위주로 써야 한다. 보통 한약을 쓰면 암세포가 더 자라나 커지지 않겠는가 하는 의문을 갖는다. 암세포를 보하는 약이 아니라 암을 견디고 이겨내는 데 소용되는 기혈진액을 보하려고 쓰는 것이다.

그러면 암세포는 어떻게 되는가? 암세포를 치료한다는 것은 세포가 정상적인 샘이나 관 구조를 이룰 수 없을 정도로 정상적인 혈류, 림프액, 호르몬과 신경 신호로부터 차단되어 황폐해진 기존의 암조직을 새롭게 고치는 일이기도 하다. 여기에는 당연하게도 혈관, 림프관, 신경과 호르몬 등이 동원되어야 한다. 혈관, 림프관, 신경과 호르몬 등의 지원을 받아야지 면역세포는 암조직과 암세포를 제거할 수 있다.

암세포는 후텁지근한 기후 조건에서 잘 생겨나고 잘 자라난다. 세균이나 바이러스 같은 미생물이 극도로 제한된 환경에서 번식 활동을 하듯이 우리 몸의 세포도 영양이나 농도, 습도, 온도 조건 등에 민감하게 반응한다. 여성의 배란기에는 0.5℃ 정도 체온이 올라가는데 난소와 수란관, 자궁 주위의 혈액과 점액의 흐름을 촉진하여 난자나 정자, 또는 수정란이 이동하고 착상하는데 유리한 조건을 만들려고 하는 것이다.

여성이 임신 중에 더위를 더 타는 이유도 태반과 탯줄을 통하여 왕래하는 물류의 흐름을 활발하게 하려고 체온이 올라가기 때문이다. 아랫배가 차서 생리가 늦춰지고 임신에 어려움을 겪는 경우에 한약재로 당귀, 오수유 등을 쓰면 소망을 이룰 수도 있는데 체온이 1℃만 올라도 감기몸살을 앓고 바닷물이 1℃만 올라도 지구가 온난화 몸살을 앓듯이 조그마한 차이에 의해서 결과가 크게 달라진다.

수정란은 엄마의 자궁 내막에 착상하여 자라나고 암세포도 자기 조직이나 다른 조직에 착상하여 자란다. 수정란에서 분열한 세포는 태아의 기관이나 장기를 만들어 내며, 출생하여 성장기가 끝나면 노래의 1절을 책임지는 선대 세포가 죽을 즈음에 다시 분열하여 선대 세포를 대신해 노래의 2절을 책임져 장기나 기관을 유지하는 식이다. 하지만 암세포나 암세포에서 분열한 세포는 어느 한 소절에서만 계속 도돌이를 반복하는 식이어서 자신의 기관이나 장기를 재생하고 유지하는 데 실패하며 도돌이 구간이 짧을수록 분열하는 횟수는 늘어난다. 유전자를 변이하여 도돌이를 반복하는 원인은 세포가 성장하는 데 필요한 물류가 공급이 안 되는 데 있다.

과학자들이 생명체가 있을 만한 외계행성을 찾을 때 그 행성에 물이 있는지의 여부를 보는데 이는 생명체를 이루는 데 수분이 필수 조건이기 때문이다. 세포는 수분을 흡수하고 배출하는데 대부분의 암이 생기는 상피조직의 세포는 점액이나 소화액이나 혈장 등의 액체 성분을 합성하고 분비한다. 결합조직 세포인 백혈구도 혈액과 림프액에 실려서 떠다닌다. 생명활동이란 흡수한 에너지를 사용하고 다시 배출하는 과정인데 인체에서 고체나 기체는 다 액체에 녹거나 실려서 이동한다.

이 액체의 흐름이 느려지고 막혀서 생기는 인체의 병리 상태를 한의학에서는 습(濕)이라고 한다. 습(濕)이 심하거나 오래되면 열(熱)이 발생하는데 음식물, 호르몬, 효소, 점액 등를 포함한 액체 성분이 고여서 썩기 때문이다. 보통 위(胃)는 4시간 정도 지나면 먹은 음식물을 소장으로 내려보내고 다 비워내는데 그 뒤에도 남아있는 음식물은 위에서 썩어 발생하는 가스가 팽창함에 따라 위산을 이끌고 식도로 역류한다. 속이 쓰리고 가슴이 타며 신트림을 하니 열이 발생한 까닭이다.

대장에서도 음식물 찌꺼기가 오래 머무르면 물기가 흡수되어 대변이 딱딱해지고 방귀 냄새가 독해지니 역시 열이 발생해서 그렇다. 물론, 장에 열이 많으면 변비가 생기고 냄새가 독해진다. 소화관만이 아니라 젖샘, 전립샘, 췌샘 등 샘이나 관에서 분비되는 내용물이 막히면 후덥지근하니 습해지고 더워진다. 간에서 만들어지는 담즙 배설이 막히거나 신장에서 만들어지는 소변 배설이 막히거나 비장을 통과하는 혈액이 느려지거나 막히면 다 습열(濕熱)이 발생한다.

세포가 합성 - 분비한 체액의 흐름이 막혀서 다음 단계로 넘어가지 못하면 세포 자신이 손상된다. 간에서 만들어지는 담즙 흐름이 막히면 간세포, 담낭세포, 담관세포가 손상되고 담석으로도 되어 손상이 가중되며 간염 바이러스나 심지어 장에서 올라오는 대장균이 번식하기에 좋은 후덥지근한 환경이 된다. 막힌 담즙, 손상된 세포, 병원성 미생물 등을 처리하려고 면역세포가 모여드는데 병이 급성으로 해결되지 못하면 만성으로 이어진다.

만성 면역반응도 지치고 약해져 손상된 부위가 유지 또는 복구가 안 되어 더 이상 정상세포를 분화시킬 수 없으면 암세포가 생겨난다. 위나 대장, 침샘, 췌샘, 젖샘, 전립샘, 폐나 신장, 자궁이나 난소에서도 자신의 분비물이 막혀서 발생하는 습열 환경에서 세포가 손상되며 병원균을 부르고 면역반응을 일으키는데 만성 면역반응이 실패하면 암세포가 생겨난다. 따라서 면역반응을 도와주는 것도 좋지만 면역반응이 생겨나는 원인을 해소해주면 더욱 효과적으로 치료된다.

암조직에서 암세포가 생겨나고 암세포는 암조직을 더욱 넓혀가는데 암조직이 생기는 원인과 암조직을 복구하는 방식이 다 혈액과 진액의 순환에 달려있다. 막힌 체액을 흐르게 하는 데에는 황기(黃芪)를 쓴다. 혈액이나 진액과 같은 물질은 에너지를 받아 이동하는데 그 기를 보하는데 황기가 으뜸이기 때문이다. 인삼도 쓰는데 여름철 대기의 흐름이 꽉 막혀 후덥지근한 무더위를 나려고 황기, 인삼을 약으로 많이 쓰는 이치와 같다. 습열(濕熱)한 암세포의 환경에서 열이 나는 원인은 체액의 흐름이 느려지고 막히는 데 있기 때문이다. 대황이나 황금, 황련, 황백과 같은 찬 약으로 열을 식히려고 들면 막힌 흐름이 더욱 막혀서 일시적으로 식은 열은 다시 더 크게 번져난다. “달고 따뜻한 약으로 열을 없앤다(甘溫以除大熱)”는 치료법을 써야 하는 것이다.

5. 기미(氣味)론

화상에는 자기 오줌을 받아 따뜻할 때 바르면 좋다. 호흡기도의 화상에는 마셔도 좋다. 물론 남의 오줌을 써도 좋다. 찬물을 끼얹으면 좋지가 않은데 피부를 수축시키고 땀구멍을 막아 화상 부위 안쪽의 열기가 빠져나오지 못하고 갇히기 때문이다. 반면에 따뜻한 오줌은 땀구멍을 닫히게 하지 않을뿐더러 안으로 스며들어 화기를 식혀준다. 화상으로 인한 통증도 줄고 회복도 빠르다. 응급약으로도, 치료약으로도 쓸 수가 있다.

허파는 우리 몸의 엔진인 심장에서 나는 열을 식혀주는 공랭식 냉각기관이다. 천정이나 지붕과 같은 허파는 간에서처럼 횡격막 아래에서 올라오는 열도 식힌다. 들숨과 날숨으로 공기를 교환해가면서 열을 식히지만 그래도 부족하면 수분을 기화시켜 열을 빼앗아 달아나니 땀이다. 땀 말고도 수분을 이용해 냉각 작용을 하는 게 소변인데 소변은 심장의 열을 이끌고 몸통의 아래쪽에 있는 신장으로 내려가면서 따뜻한 혈액 중에서 걸러나오니 그 성질(氣)이 차다.

한의학에서 말하는 성질은 온도와는 다른 개념인데 위스키나 고량주에 얼음을 넣어 차갑게 마시더라도 후끈하게 열이 나는 이유는 술이 가지는 뜨거운 성질이 작용하기 때문이다. 추운 겨울에 차게 마셔야 제맛인 수정과는 가을 서리 기운에 익어간 곶감의 찬 성질을 완화하고자 따뜻한 성질인 생강과 계피를 넣는다.

소변이나 술, 곶감, 생강, 계피를 상온에 두면 모두가 일정하게 상온의 온도로 되겠지만 먹거나 마시면 우리 몸에서 발휘되는 기운은 다 다르다. 이러한 원리를 한의학과 한약의 치료에서는 크게 네 가지 기(성질)로 나누는데 뜨겁거나(熱,열) 따뜻하거나(溫,온) 서늘하거나(凉,냥) 차가운(寒,한) 것이다. 한열온냥(寒熱溫凉)의 중간에 차지도 덥지도 않은 성질인 평(平)기를 더해서 다섯 가지일 수도 있는데 대개 사시사철의 기후에 대응한다.

밤낮과 사시, 동서남북과 상하좌우라는 시공과 시공의 안에서 존재하는 모든 사물을 한의학에서는 하나의 기(氣)로, 기의 변화로 인식하였던 것이다.

운동이나 등산을 하다가 발목을 접질리면 붓고 열이 나며 멍들고 아프다. 보통은 얼음이나 찬물로 냉찜질을 하는데 차라리 그대로 두느니만 못하다. 우리 몸이 하는 일을 애써 방해하는 꼴이기 때문이다. 붓고 열이 나는 이유는 혈관과 림프관을 확장하여 상처 부위에 혈액과 림프액을 공급하며 면역세포를 불러들이고 노폐물을 배출하기 위한 면역반응 필요 때문이다. 그래야 멍도 잘 빠지고 치유와 회복이 빠르다.

얼음찜질을 하여 상처 부위를 냉동시키면 혈관과 림프관이 부풀지 못하고 오히려 수축되어 부기와 열감, 통증이 진행되지 않고 멈추는 것 같지만 우리 몸의 면역 활동을 억제하고 지체시켜 결국 회복이 오히려 더디고 만성으로 끌고 가게 된다. 심하면 상처 부위 외에도 연관된 신경을 따라서 다리나 허리까지, 날이 궂으면 쑤시고 아픈 신경통을 달고 살 수도 있다. 면역반응을 도와주지 않고 오히려 일방적으로 차단하고 억제하는 것은 드러나는 증상을 줄이거나 지연시키지만 치료에는 역행하는 것이다.

생지황, 생강을 짓찧어 술과 함께 밀가루 반죽에 버무려 따끈하게 덥혀서 붓고 열이 나며 멍들고 아픈 상처 부위에 붙여주면 좋다. 성질이 찬 생지황은 상처 부위의 혈액으로 들어가 열을 식히며 부기를 가라앉히고 죽어서 뭉친 피를 풀어지게 한다. 성질이 따뜻한 생강은 혈액과 림프액의 순환을 돕고 생지황의 찬 성질을 무마하니 상반상성(相反相成) 한다. 술도 혈관을 확장하고 순환을 재촉하며 통증을 줄이니 생지황과 상반상성(相反相成)한다.

질환은 일종의 모순이다. 염증의 대표 증상인 통증은 상처를 나아 아프지 않게 하기 위해서 아픔을 유발한다. 상처가 났는데도 아프지가 않으면 상처가 났는지를 모르니 그대로 방치하거나 부주의하게 써서 상처를 더 키울 수가 있기 때문이다. 통증은 주의를 환기시켜 상처를 보호하고 다른 활동보다 우선해서 상처나 감염을 치료하도록 요구하는 반응이다. 아픈 증상은 치료하기 위한 필요조건인데 못 느끼면 상처가 악화된다. 나병균은 상대적으로 낮은 온도에서 성장하는데 한센병 환자의 손발 끝이나 코끝 같은 부위에서 신경말이집세포를 침입한다. 통증섬유가 감염되어 통증을 느끼는 감각이 소실되기 때문에 상처를 보호하는 행동을 하지 못하고 늘 외상성 궤양을 달고 산다.

붉히고 열이 나며 붓고 아프고 불편한, 우리 몸의 치유 반응을 우리 몸이 스스로 억제하는 경우가 있는데 먹이사슬에서 싸우거나 도망갈 경우다. 강력한 면역억제제인 부신피질호르몬을 분비하여 염증반응을 억누르고 비상사태에 대비하는 것이다. 부신피질호르몬은 다른 동물과의 경쟁에서만이 아니라 재해를 유발하는 자연에 대한 경계심이나 사회적인 관계에서 오는 타인에 대한 긴장감, 심지어 업무에 대한 의욕이나 부담감을 가질 때도 분비된다.

하지만 부신피질호르몬의 분비가 잦아지면 염증반응은 그에 대한 내성이 생겨 만성염증으로 진행되고, 만성염증에 대한 억제 능력이 떨어질수록 더 많이, 더 자주 부신피질호르몬이 요구된다. 이러한 부신피질

호르몬을 모방하여 인공적으로 합성한 약재가 스테로이드이며 그 밖에도 각종 소염제, 진통제, 해열제 등이 면역반응을 억제하거나 차단하는 약물이다.

암을 초기에 발견하기 어려운 까닭은 '붉히고 열이 나며 붓고 아프고 불편한' 염증반응이 드러나지 않기 때문이다. 사실 암은 만성염증 단계에서 발생하는 것이 아니라 우리 몸이 만성염증도 일으켜 유지하지 못하는 단계에서 시작된다. 만성염증의 일종인 육아종성 염증에서 면역세포가 펼치는 동심원 형태의 진지(陣地) 살펴보면 T세포의 지휘 아래 B세포가 곁을 지키며 제일 안쪽에서는 대식세포가 바이러스나 세균, 기생충 및 기타 포식하기 어려운 항원이 확산되지 않게 포위한다.

[그림 34] 만성육아종성염증

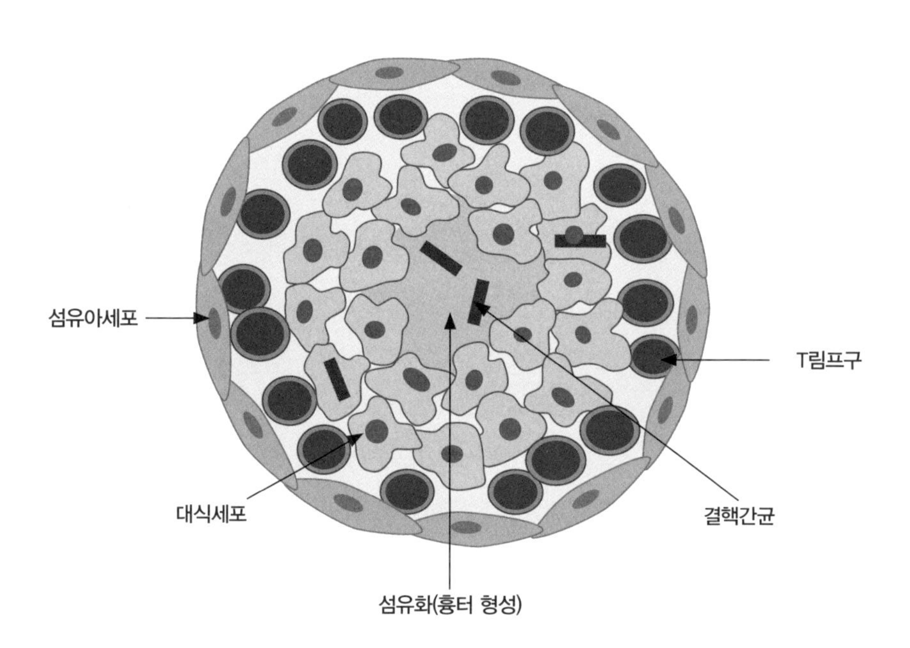

제일 바깥에서는 섬유아세포가 둘러싸서 항원과 면역세포를 함께 섬유화의 무덤으로 동귀어진(同歸於盡)할 태세다. 만성염증이 유지되는 한 조직은 부분적으로 섬유화되거나 염증과 재생을 반복하면서 버티며, 항원이나 감염 - 손상된 세포를 대상으로 쓰이는 활성산소종이나 활성 질소종은 발암물질이 아니다.

만성염증을 지휘하는 T세포가 지휘력을 잃고 면역세포가 구축하는 진지(陣地)도 무너지면 표피조직의 손상이 확산되며 낫지를 않고 표피 조직으로 혈액, 림프액, 호르몬, 신경 물질을 공급하는 결합조직과 신경조직까지 손상되어 정상 세포로 분화할 수 없는 지경에 이른다.

암세포가 생겨나는 조직에서는 만성염증 진지(陣地)가 구축되지 않

[그림 35] 활성산소종

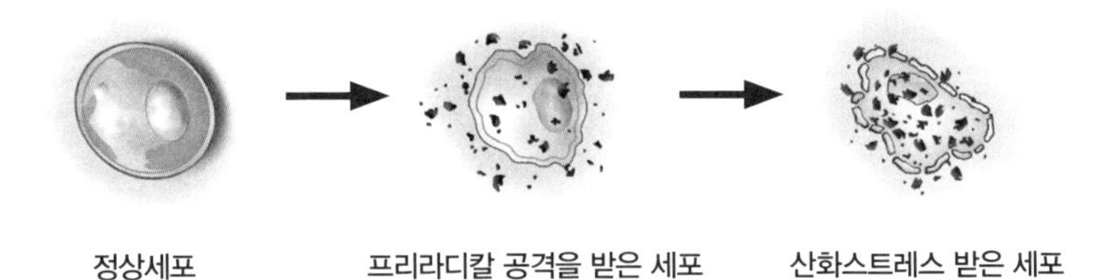

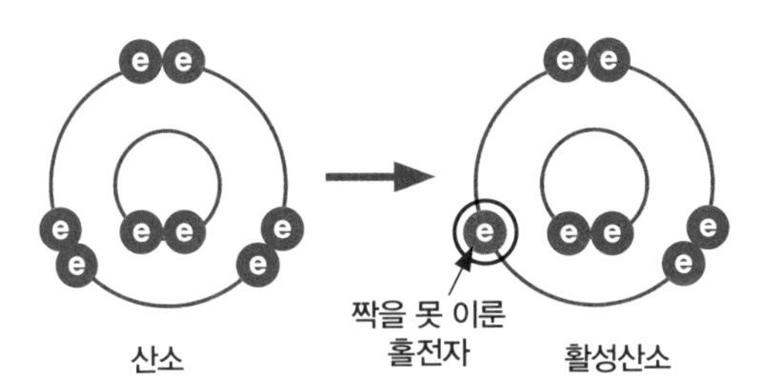

는 것이다. 만성염증보다도 약화된 면역반응 상태인지라 암을 초기에 발견하기가 어려우며 치료하기도 그만큼 어려운 것이다. 또한 암세포는 세균이나 바이러스, 기생충 등의 병원성 항원도 아니고 손상되거나 노화된 세포도 아니어서 직접적으로는 면역세포가 제거하려는 대상에서 벗어난다. 오히려 혈관이나 림프관을 제공받아 증식·전이하고 증식·전이 장소도 제공받으니 암세포는 손상된 기관이나 장기를 재생할 임무를 맡아 하는 존재로 대우 받는다. 우리의 몸과 면역계가 하려는 일은 손상시키는 항원을 억제하고 손상된 조직을 재생시키려는 것이지 암세포를 없애려는 것이 절대 아니다.

암세포는 딸세포로 재생에 실패하여 거듭 재생을 도모하는 헛분열 모세포다. 증식·침윤·전이하여 재생을 도모하지만 재생을 하려고 할수록 정상 딸세포로 재생하는 길에서 멀어지는 헛분열 모세포다. 우리

[그림 36] 재생 휴식과 재생 도모

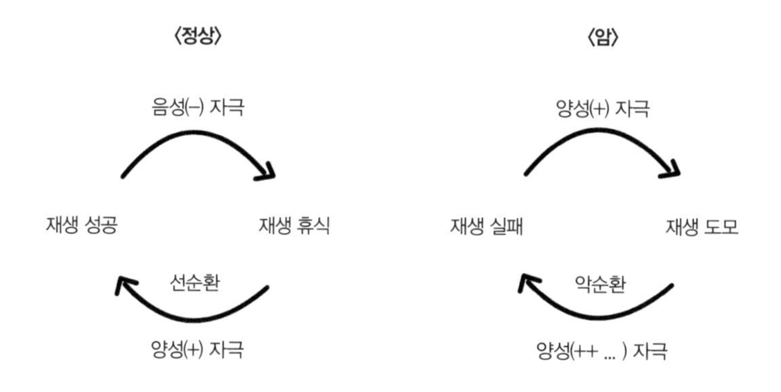

몸도 암세포를 도와 기관이나 장기의 재생을 도모하지만 암세포를 도와줄수록 자신이 손실되는 모순에 빠진다. 재생에 실패하여 재생을 도모하는 악순환 모순인 것이다. 지금까지 거의 모든 암 이론이나 암 치료는 '재생을 도모하는' 부분에 맞춰졌으며 '재생에 실패하는' 부분을 간과했다. 실재로 '재생을 도모하는' 부분은, 먼저 '재생에 실패한' 원인에 이어 다시 '재생을 도모'하는 결과다. 또 '증식·침윤·전이하는' 방법은 재생하려는 하나의 목적을 이루기 위한 다양한 수단이다. 따라서 지금까지 거의 모든 암 이론이나 암 치료는 원인을 버리고 결과를 취했으며 목적을 간과하고 수단에 집중했다. 원인과 결과, 목적과 수단이 하나로 어우러진 모순을 이해하여 풀려고 하지 않고, 결과만 따로 떼어내어 없애려 하고 수단만 따로 떼어내어 차단하려고 했던 것이다.

앞으로 암을 조금 더 깊이 이해하고 암을 조금 더 낫게 치료하려면, 재생에 실패하여 재생을 도모하는 악순환 모순을 재생에 성공하여 한동안 재생을 중지하는 선순환 조화로 바꾸어 내는 방식이어야 한다.

한약재의 기(氣)를 네 가지 또는 다섯 가지로 분류하고, 한약재의 맛은 다서 가지 또는 여섯 가지로 분류하는데 시고(酸), 쓰고(苦), 달고(甘), 맵고(辛), 짠(鹹) 맛이다. 심심한 맛(淡)을 더하면 여섯 가지다. 셈이나 수를 셀 때 열 손가락을 이용한 데서 10진수가 유래하고, 해 - 땅 - 달의 관계에서 1년이 12달로 채워지니 12진수가 생겨났는데 고인들은 이러한 10과 12 또는 그 절반인 5와 6이 다양하고 복잡한 세계를 보다 간단하고 단순하게 파악하는 데 하나의 원리로써 쓰일 수 있다고 여겼다. 한의학에서 하나의 척도로 삼는 오행(五行)이나 육기(六氣)는 주술이나 미신의 개념이 아니라 수학, 천문학의 유산인 것이다.

인삼의 주성분은 사포닌이고 감초의 약효는 스테로이드 성분에서 나온다는 식으로 한약을 해석하는 것만으로는 부족하다. 인류가 오랫동안 식사를 하는 데 칼로리를 따지고 영양 성분을 조사해서 하지는 않았으며 과학이 발달한 지금에도 거의 마찬가지다.

환자용 식사에서 화학 성분이나 칼로리를 따지기도 하지만 가정에서 환자를 보살필 때 대대로 전해져 내려오는 방식대로 하는 것과 별반 다르지 않다. 무엇보다도 식물이나 동물이 순수하게 화학 성분을 추출해서 먹이나 영양분으로 사용한 적은 한 번도 없었을 것이다. 흔한 물조차도 다른 염분이나 전해질이 섞이지 않고 순수한 물H_2O만 섭취할 가능성은 거의 없다. 소는 풀을 먹고 호랑이는 고기를 먹고 사람은 곡식을 먹는 식이다.

수십억 년의 진화 과정과 먹이사슬의 관계에서는 하나의 생명이 다른 생명의 생명이 되어 왔던 것이다. 다른 생명의 화학 성분을 추출하고 합성해서 하나의 생명을 유지하거나 치료해본 경험이 지금까지는 없었던 것이다. 화학성분을 추출하고 합성해서 쓰는 치료법은 그 위대함과 함께 한계와 부작용도 인정해야 한다. 인류는 버드나무 껍질을 다려 마시는 대신 아세틸살리실산$C_9H_8O_4$을 합성해서 쓴 진화 과정이 없었기 때문에 아스피린은 그 약효에도 불구하고 위궤양 등을 유발할 수가 있다.

산후나 갱년기, 기타 우울증에 밀, 감초, 대추를 다려 마시면 좋은데 그 약 맛이 달다. "인내는 쓰다"던가, 와신상담(臥薪嘗膽)이라는 말도 있듯이 인생에서도 쓴맛은 좌절하고 감내하며 참고 견디는 신세를 표현한다. 반대로 단맛은 성취하고 보상을 받으며 만족스럽고 느긋하며 기쁜 상태를 표현한다. 산후나 갱년기, 기타 병을 앓거나 못 먹어 혈액이나 진액이 소모되면 의욕이 없으면서도 예민해지고, 불안하면서도 슬퍼서 눈물이나 울음이 새어 나온다. 가을과 겨울의 서늘하고 찬 기운을 받아 밭에서 나는 밀은 우울증으로 예민해진 감정의 열기를 식혀준다. 밀, 감초, 대추의 단맛으로 보상해주면 슬픔은 사라지고 기쁨이 돌아오며 불안함이 가시고 편안함이 찾아온다.

열에 들떠, 잠을 못 자고 헛소리를 하며 싸울 듯이 눈을 부릅뜨고 미친 듯이 소리를 지르는 데에는 황련, 황금, 황백, 치자를 쓰는데 그 약 기운이 차고 맛이 몹시 쓰다. 찬 성질로 혈기를 식히고 쓴맛으로 혈기를 가라앉히면 헛생각과 헛동작도 잦아든다. 원소나 화학식을 몰랐던 선인들은 다른 생명의 맛을 빌어서 사람에게 필요한 맛을 찾아 주었던 것이다.

23.
간암 치료

복수, 황달, 통증, 출혈, 혼수 등은 진행된 간암에서 대표적인 증상이다. 숟가락을 들 힘도 없고 말할 기운도 없다. 밥념은 달아나서 없으며 삼킨 것도 내려가지를 않고 넘어와 구토를 하고 음식 냄새나 물 냄새조차도 역겹다. 대변이나 소변도 잘 나오지 않고 밤에도 잠을 이루기가 어렵다.

의료현장에서 이러한 고통이나 증상을 치료하는 것을 보조요법 또는 지지요법이라고 하는데 암을 치료하는 요법은 아니라는 의미다. 다시 말해서 암을 치료한다는 의미는 암세포를 죽이거나 없애는 일이지 암으로 인한 증상을 해결하는 것과는 다르다는 뜻이다. 사실 암세포를 없애지 않는 한 증상을 해소하는 건 쉽지 않으며 말기 암에서는 더욱 그렇다. 암세포로 인해서 증상이 생겨나기 때문이며 더욱이 사고 지점인 암세포 주위의 교통, 통신, 상하수도, 전기 시설 등이 손상되어 사고 처리, 사고 수습 반이 들어가기가 어려워졌기 때문이다.

문제는 처음부터 끝까지 암 치료는 곧 암세포를 없애는 것이라 인식해서 항암이나 방사선, 색전술 등으로 암세포 주위의 조직을 손상시켜 왔으며 간으로 들어가는 것과 간에서 나오는 것의 물류를 오히려 방해한다는 점이다. 하지만 암세포는 처음부터 끝까지 자신에게 공급될 물류와 자신이 공급할 물류가 막히고 끊어져서 생겨나며 따라서 처음부터 끝까지 이것을 회복하려는 치료가 곧 암을 치료하는 훌륭한 방법이 된다.

암세포는 자신의 장기를 재생시키려고 한다는 점, 암세포는 암조직에서 생겨난다는 점, 암세포는 고립되어 생겨난다는 점 등을 상기하면서 좁은 범위에서는 사고 지점인 암세포 주위의 교통, 통신, 상하수도, 전기 시설 등을 복구하여 사고 처리, 사고 수습 반이 들어가게 하는 것이다. 넓은 범위에서는 신경계를 안정시키고 면역계와 소화계를 도와 장기전이자 총력전에서 버틸 수 있도록 해주는 것이다.

1. 간의 구조적인 생리와 병리

암은 딸세포를 만들어 내지 못하여 딸세포를 만들어 내고자 하는 모세포의 작용이다. 최종 분화한 딸세포를 만들어 내지 못하여 딸세포로부터 받아야 할 음성 되먹임 신호도 받지 못하므로 암세포는 더듬이를 잃은 곤충이 앞으로 나아가지 못하고 맴을 돌 듯이 끊임없이 자기재생 세포로만 분열한다. 암세포가 하나의 조상세포로부터 태어나 클론성 유전자를 갖는 이유다. 모세포가 딸세포로 분화하지 못하는 원인은 유전자가 세포를 지배하기 때문이 아니라 간염이나 지방간, 간경화로 악화된 환경 때문이다. 혈관과 림프관, 쓸개관이 손상되고 손실되어 영양과 분비물, 면역 물질이 드나드는 데 이상이 생기기 때문이다. 간세포가 격한 감정과 무리한 업무에 시달려 혹사당하는 사이에 순환계, 면역계, 소화계는 오히려 억제되고 교란되어 도움을 주지 못하니 간염이나 지방간, 간경화가 악화되는 악순환의 결과다.

[그림 37] 간 문맥

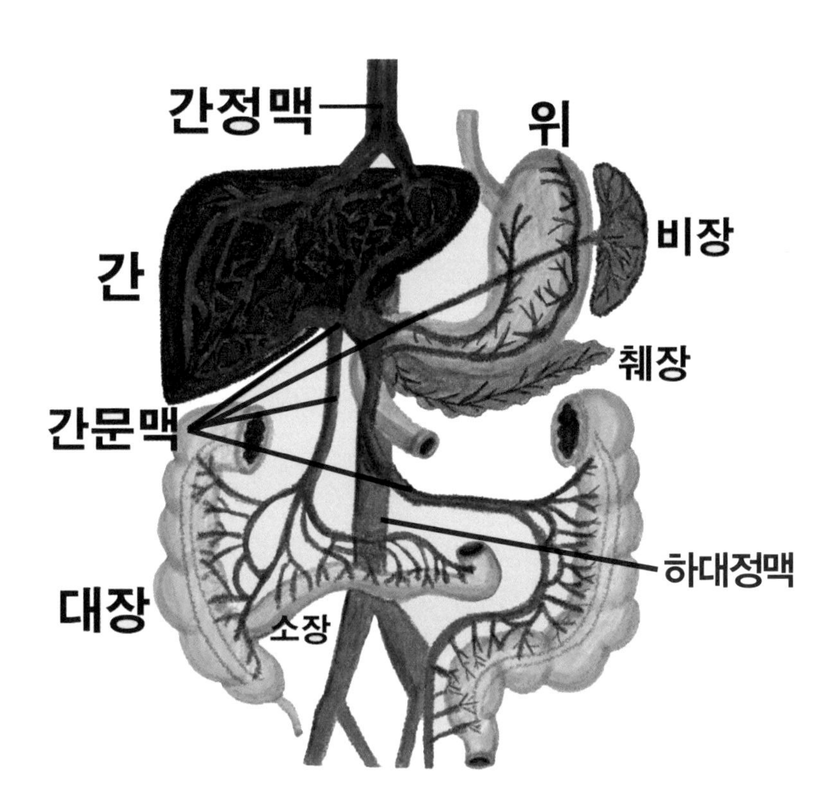

암세포가 유전자 때문에 생기는 것만이 아니듯이 간암에서 나타나는 피로와 권태, 소화불량, 부종과 복수, 황달, 출혈, 혼수 등도 암세포 때문에 생기는 것만은 아니다. 간암 세포가 차지하는 영역 이외에도 간으로 드나드는 여러 통로와 물품, 신호가 막히거나 끊어지기 때문이다.

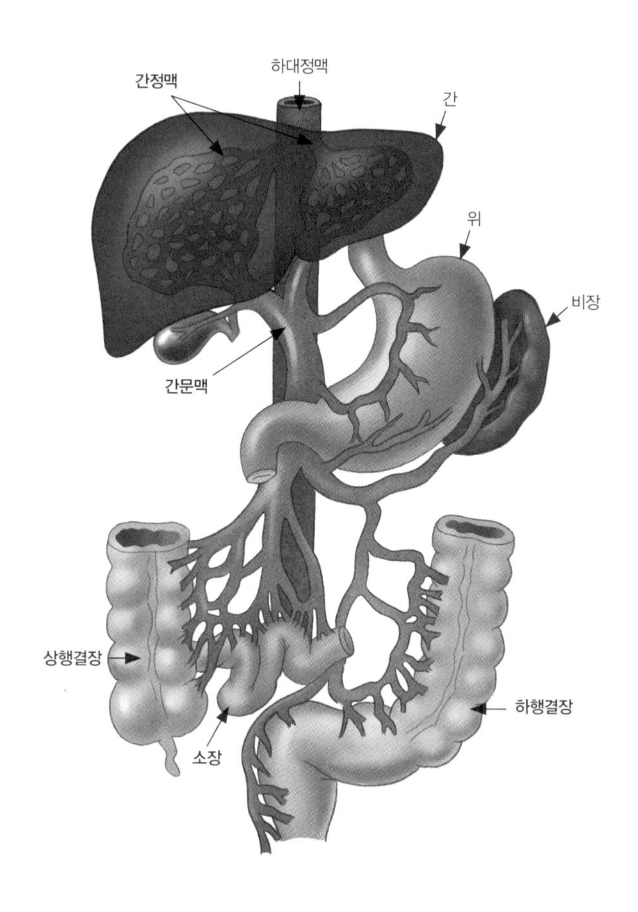

간은 입에서 항문까지 하나로 이어지는 소화관에서 비껴가 옆으로 딸린 부속기관이다. 쓸개와 이자(췌장) 그리고 지라(비장)도 소화관의 부속기관들이다. 위, 소장, 대장, 비장, 췌장 등 소화기관에서 흡수되는 양분은 다 간으로 모여 심장과 혈관으로 보낼 최종 성분으로 만들어진다. 몸에서 심장으로 들어가는 혈관을 정맥이라고 하듯이 소화기관에서 간으로 들어가는 혈관을 간문맥, 간단히 문맥이라고 한다.

벼 논의 수로처럼 문맥은 소화관에서 흘러든 내용물을 간세포에게 전달하면서 간정맥으로 모여 심장으로 들어간다. 거의 전적으로 심장에서 오는 동맥혈액에 의존하는 다른 기관과는 달리 간세포가 심장에서 동맥으로 받는 양분은 25퍼센트인 반면에 나머지 75퍼센트 정도는 소화기관으로부터 직접 받는다. 간과 간세포가 재생능력이 뛰어난 이유일 것이다. 간경화나 간암에서는 문맥혈관이 막히거나 손실된다. 문맥혈관을 복구하는 일은 간암 치료의 한 부분이다.

간은 쓸개즙을 분비하며 쓸개즙은 간 안과 간 밖의 쓸개관을 타고 십이지장으로 들어가 지방 소화를 돕는다. 간병에서는 쓸개관이 막히거나 손실되고 쓸개즙의 흐름이 막히고 역류한다. 쓸개관과 쓸개즙의 흐름을 복구하는 일은 간암을 치료하는 한 부분이다.

눕거나 잘 때는 근육이나 기관으로 나갔던 혈액이 간으로 들어와 저장된다. 공기는 폐로 들어오고 음식은 위로 모이듯이 활동하는 낮에 운행하던 혈액도 몸을 쉬는 밤에는 동맥혈관을 통하여 간으로 들어온다. 간세포가 손상되어 부족하면 혈액이 저장되지 못하고 떠도는 만큼 잠을 자지 못한다. 운전자가 차를 몰고 차는 운전자를 싣고 다니듯이 의

[그림 38] 쓸개즙을 분비하는 간과 담

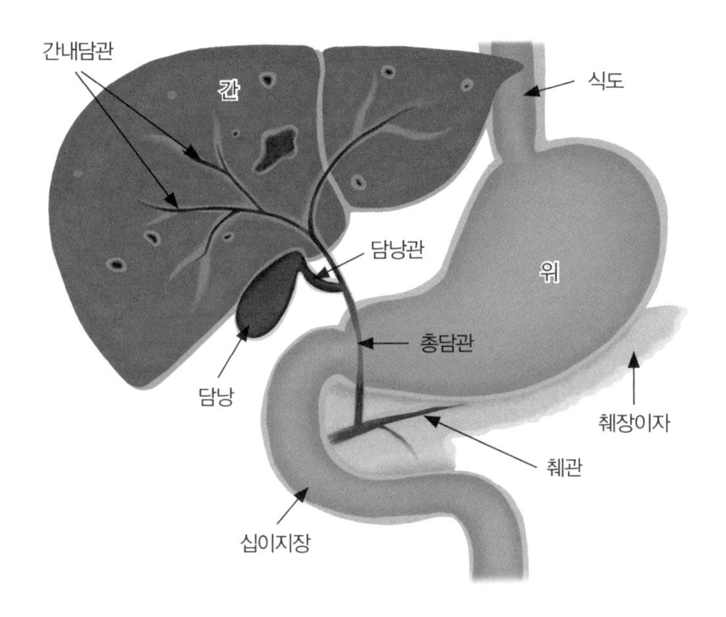

식은 혈액에 실려 다니기 때문이다. 혈액이 간에서 휴식을 취하게 하는 일은 신경계를 안정시키고 잠들게 하여 간암을 치료하는 한 부분이다.

간세포의 만성염증이 악화되면 주위의 문맥혈관까지 번져 문맥혈관이 염증세포(T림프구와 대식세포)와 염증산물로 뒤엉켜 막히거나 간 대식세포인 쿠퍼세포에게 먹혀서 없어진다. 수로가 없어진 논에서는 벼들도 말라죽듯 세포와 혈관이 황폐해져 빠르게 복구가 안 되면 섬유모세포가 나서서 콜라겐 섬유로 덮어버리니 간경화가 발생한다(이렇게 보면

[그림 39] 급성 간염

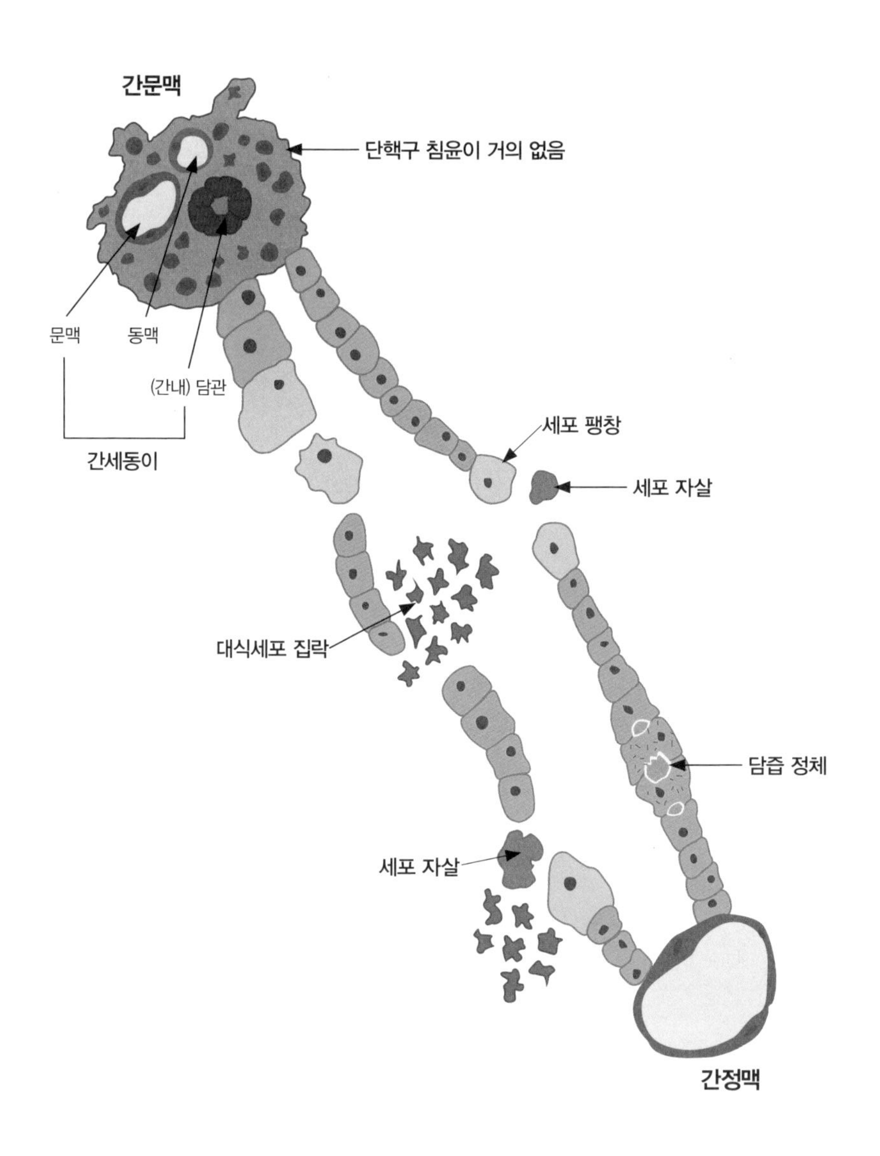
간문맥
단핵구 침윤이 거의 없음
문맥
동맥
(간내) 담관
간세동이
세포 팽창
세포 자살
대식세포 집락
담즙 정체
세포 자살
간정맥

[그림 40] 만성 간염

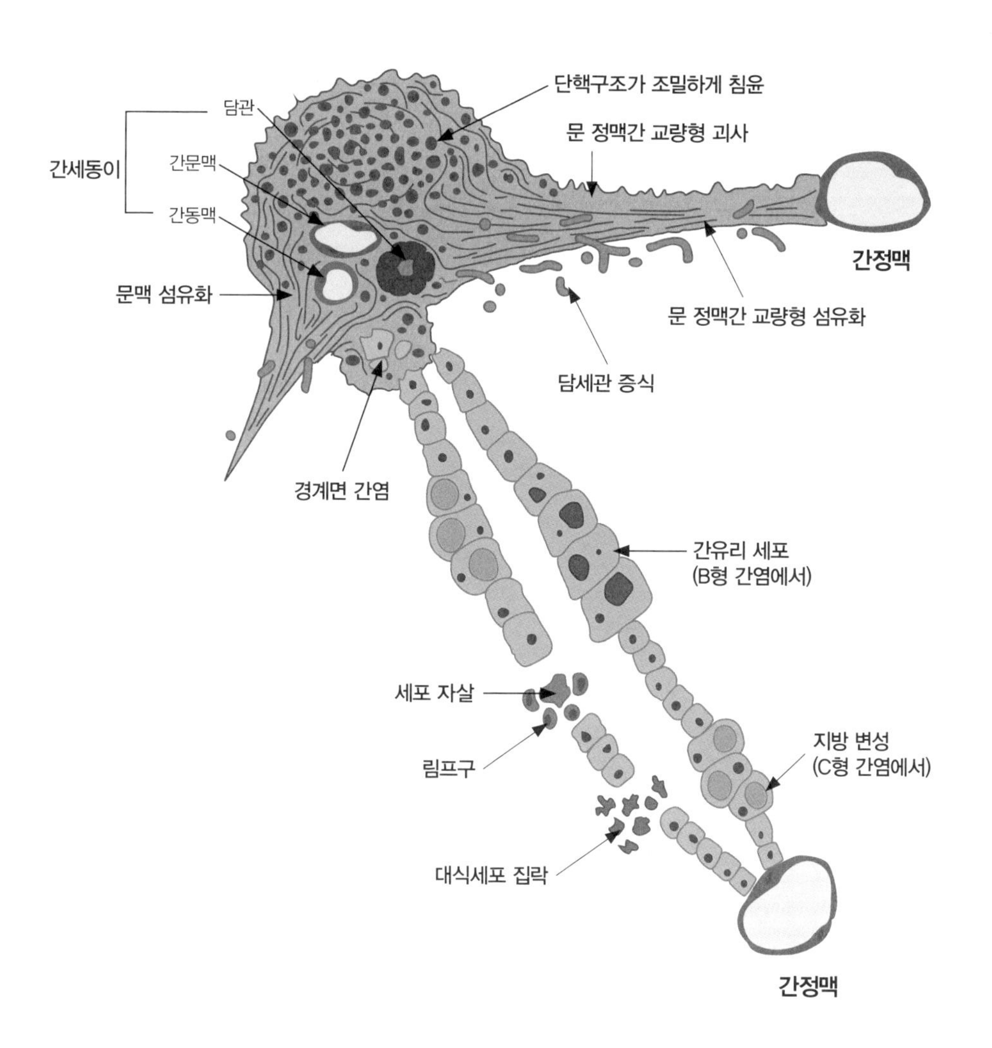
단핵구조가 조밀하게 침윤
담관
문 정맥간 교량형 괴사
간세동이
간문맥
간동맥
간정맥
문맥 섬유화
문 정맥간 교량형 섬유화
담세관 증식
경계면 간염
간유리 세포
(B형 간염에서)
세포 자살
림프구
지방 변성
(C형 간염에서)
대식세포 집락
간정맥

섬유화는 염증의 결과이면서도 염증이 진행하는 것을 막는 치유 반응이다).

염증 세포가 혈관과 같은 염증 조직으로 번지고 조직의 손상은 다시 세포에게 영향을 미치는 악순환이 된다. 깊은 병은 다 연속되는 악순환의 결과이므로 치료를 하려면 악순환의 고리를 끊고 되돌려 선순환으로 들어서게 해야 한다.

2. 치료

간염과 간염으로 비롯된 간경변, 간암을 치료하는 핵심은 감염된 세포, T림프구, 대식세포와 염증반응 산물로 뒤엉킨 간세동이(간소엽의 문맥, 동맥, 쓸개관이 모인 곳, 주변에는 림프관과 신경도 있다) 주변을 정리해서 막히거나 손상된 문맥혈관, 쓸개관, 림프관과 신경 등의 흐름을 복구하는 일이다.

문맥혈관, 림프관, 쓸개관과 신경 복구

혈관, 림프관, 신경 등 어떤 장기나 조직을 출입하는 구조를 복구하는 일은 모든 암 치료의 핵심이다. 다만 해당 기관의 생리적인 구조와 기능에 맞춰서 달리 치료하고 환자가 앓았던 지병과 습관, 환경, 감정 등을 고려하여 달리 치료할 뿐이다. 특히 신경과 신경 신호가 환부(患部)의 혈행, 면역, 영양, 내분비 물질 등이 출입하는 데 결정적인 영향력을 행사하므로 암은 신경계 질환, 스트레스 질환이라고 할 수 있으며 치료에서도 놓치지 말아야 한다.

간의 구조적이고 기능적인 첫 번째 특징은 심장에서 오는 동맥혈액만이 아니라 비장까지도 포함한 소화기관에서 영양 혈액을 공급받는 문맥 구조이다. 두 번째는 쓸개관을 통하여 쓸개즙을 내보낸다는 점이다. 세 번째 특징은 성급한 마음, 조급한 행동, 짜증이 나고 성질을 내는 것, 화와 분노, 싸움이나 승부욕 같은 감정이나 행동이 간(담을 포함)에 의해 뒷받침되므로 그러한 감정과 행동은 간염 바이러스나 알콜처럼 간에 부담을 준다는 점이다.

도시에서 상하수도관, 전기나 통신 관로가 도로를 따라서 설치되거나 매설되어 있듯이 간소엽에서도 문맥혈관, 림프관, 쓸개관(은 반대 방향으로), 신경 등이 가까이서 함께 주행한다. 간세포의 염증이 번지면 서로 가까이 주행하는 이러한 기반시설들이 감염된 세포와 T림프구, 대식세포 등 면역세포, 그리고 면역반응 산물 등으로 뒤엉켜 함께 막히

[그림 41] 간소엽

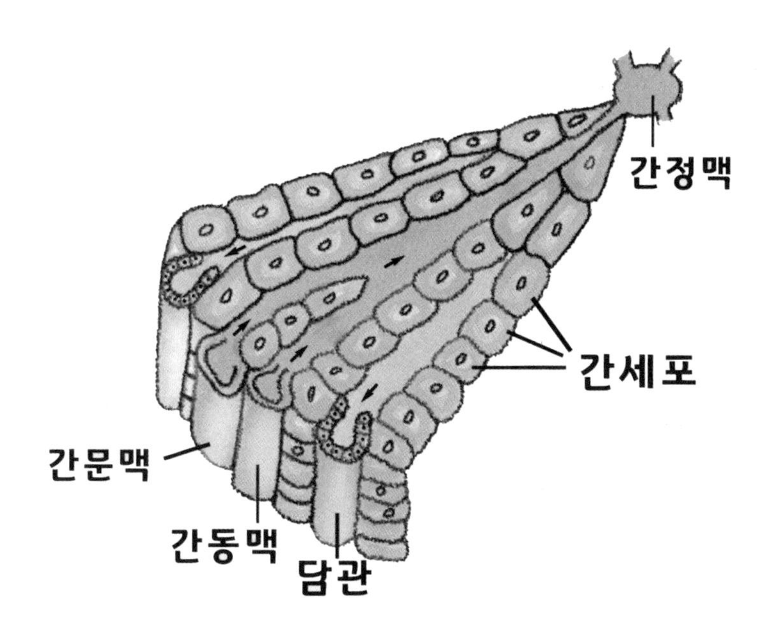

거나 소실되어 간세포의 재생이 어려워지고 암세포가 생겨나는 원인이 된다.

문맥혈관, 림프관, 쓸개관과 신경을 복구하는 선봉장은 한약재 자라, 즉 '별주부전'의 주인공이다. 별주부가 어떻게 선봉장이 되는지는 아래 복수 편에서 보시고, 자라를 도와 소실된 시설들을 복구하고 연결하는 한약품은 단삼(丹蔘)이다. 이름 마냥 붉은 빛을 머금은 뿌리인데 "혈액 응고를 억제하여 피를 잘 돌게 하며 어혈을 없애고 고름을 빼내며 새살이 잘 살아나게 하고 정신을 안정시킨다"* 간으로 들어가는 혈행이 막히면 비장이 커지고 간도 부어 갈비뼈 아래에서 만져지므로 옛사람도 간이나 비장이 붓는 걸 알았는데 자라나 단삼을 썼다.

[그림 42] 단삼

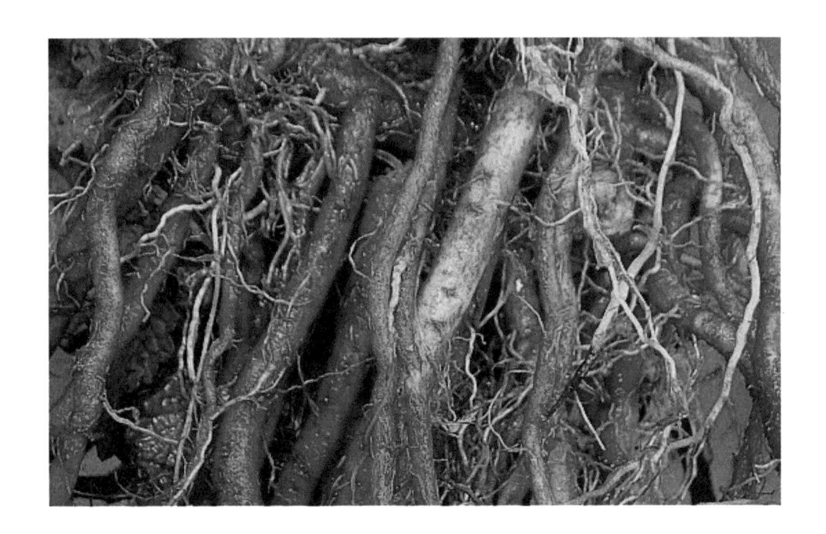

---

* 〈동의학사전〉, 안재복 지음, 목양, 2002

자라는 주로 등딱지를 약으로 쓰는데 섬유성분으로 매몰되고 없어진 혈관, 림프관, 쓸개관, 신경을 재생시키니 굳어 딱딱해진 조직을 눅여서 부드럽게 해주는 힘이 강하기 때문이다.

복수

예를 들어, 신장이 망가지면 물을 충분히 마시지 못하고 마시는 물이 적으면 신장을 통과하는 혈액량도 적어 세포에 영양을 공급하고 사구체에 끼인 노폐물을 씻어낼 기회도 줄어든다. 만성 신장병을 치료하는 좋은 방법은 보다 많은 혈액이 신장 사구체를 통과하게 해서 소변량이 늘고 소변량이 늘면 마시는 물도 늘어 선순환으로 이끄는 것이다. 반대로 약해진 신장 기능에 맞춰서 수분 섭취량을 점점 줄여가거나, 투석을 하는 방법은 하나의 대안이지만 세포를 재생시킬 기회와는 멀어지는 차선책이기도 하다.

간에서도, 문맥혈액이 간으로 들어가지 못하면 간세포는 영양실조에 걸리고 재생이 더욱 어려워진다. 재료 보급이 안 되어 알부민과 같은 혈장 단백질을 만들지 못하니 다리가 붓고 복수까지 찬다. 공동체의 일원으로서 간세포는 자신도 살지 못하고 남도 살리지 못한다. 이렇게 자신도 살지 못하고 남도 살리지 못하는 어떤 조건이야말로 돌연변이를 해서라도 암세포가 생겨나고 또 옮겨가는 계기다.

분화하여 정상적으로 기능하는 세포는 세포자살 같은 죽음을 마다할 이유가 없다. 딸세포가 만들어져 자신을 대체한다면 공동체의 일원으로서 맡은 역할은 다했기 때문이다. 건강한 조직에서는 암세포가 만들어지지 않는다. 정상적으로 기능하던 위나 간, 췌장이나 담도에서 갑자기 하나의 암세포가 생겨나는 이유는 그동안에는 정상적인 딸세포를 분화시킬만한 능력이 있었지만 더 이상은 불가능하기 때문이다.

밥솥이 갑자기 끓는 이유는 그동안 가열이 되었기 때문이고 이른 봄에 갑자기 꽃이 피는 이유도 눈 속에서 꽃망울을 간직해왔기 때문이다. 그릇에 물이 가득 차면 한 방울만 더해도 갑자기 넘치는 법이다. 담배를 피우면서 반년이나 일 년에 한 번씩 X-ray 결과를 보면서 안심하고 다시 피우는데 암세포가 없다고 암이 생길 조건까지 없는 것은 아니다. 암은 갑자기 생기지만 암이 생길 조건은 갑작스레 생겨나지 않는다. 암을 예방하는 일은 암이 생길 조건을 예방하는 일이듯이 암을 치료하는 일은 암이 생긴 조건을 치료하는 일이다.

복수를 치료하는 핵심도 감염된 세포, T림프구, 대식세포와 염증반응 산물로 뒤엉킨 간세동이(간소엽의 문맥, 동맥, 쓸개관이 모인 곳, 주변에는 림프관과 신경도 있다) 주변을 정리해서 막히거나 손상된 문맥혈관의 흐름을 복구하는 일이다. 염증반응은 문맥혈관과 림프관, 쓸개관을 막고 혈액과 림프액, 쓸개즙이 흐르지 못하고 막히면 염증산물은 더 쌓이고 염증반응세포는 더 늘어나 활로가 더 막히는 악순환으로 된다. 이때 문맥혈액이 간으로 들어가 준다면 간세포도 재생될 수 있으며 재생된 간세포가 문맥혈액에서 받은 재료로 알부민을 만들어 내니 선순환인 것이다.

한약재인 자라는 문맥혈관을 복구하는 선봉장이다. “병이 있으면 약이 있다”는 말은 먹고 먹히는 관계일뿐만 아니라 도와주고 도움받는 관계이기도 한 생태계를 오랫동안 관찰하고 경험한 선조들의 유훈이다. ‘별주부전’은 병이 난 용왕이 자라를 시켜서 토끼의 간을 가지고 오라고 하는 이야기다. 지금도 그렇지만 낙동강과 같은 강가에서는 간경화나 간암 환자가 많았는데 간흡충증에 감염된 생선회를 먹기 때문이다. 강에는 자라도 있으니 복수가 차고 황달이 생긴 간질환 환자가 평소처럼, 남들처럼 자라탕을 먹었는데 오줌이 잘 나오고 배가 꺼지는 경험을 했을 수가 있다. 뭔가 약효가 있다고 느끼면 의식적으로 여러 끼, 여러 날을 먹고 그야말로 나았을 수가 있다. '별주부전'은 이러한 의학적인 가치를 이야기로 꾸며 판소리로 전달하는 형식을 취한 것이다.

문자가 없던 시대에 쥐띠, 소띠, 호랑이띠 등으로 동물들의 이야기를 지어내 연대와 순서를 기억하고 생일에는 미역국을 먹는다는 의식

[그림 43] 간소엽

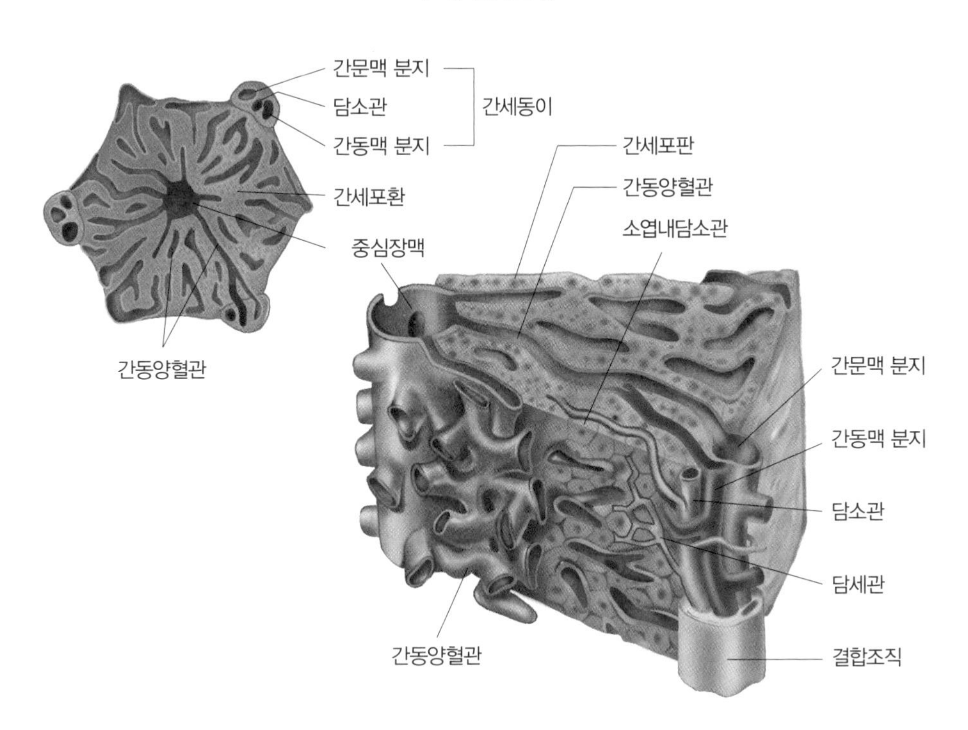

을 만들어 의학 지식을 퍼뜨려 실행하도록 한 것도 같은 방식이다. 사원이나 장례식 등에서 향을 피우는 목적은 여름철에 모깃불을 피우던 것과도 같다. 각지에서 여러 사람이 모이므로 세균이나 바이러스 같은 전염성 병원체에 대한 소독법인데 그것을 하나의 의식으로, 의례로 정해놓으면 실행력이 훨씬 좋아진다.

몸이나 손발을 정갈하게 하는 것도 절대자나 고인에 대한 몸가짐이나 마음가짐일 뿐만 아니라 자기와 타인을 위한 의료행위인 것이다. 문자나 매체가 없어 입으로 구전해야 하는 사회에서 노래나 의례를 이용하여 의학 지식을 전달하고 실행하도록 하는 것은 노동력이 생산력의 거의 전부였던 고대 부족이나 왕족 사회에서는 명운이 달린 보건사업이었을 것이다.

다만 이야기를 꾸며내거나 종이도 붓도 없이 구전되는 과정에서 각색되거나 와전될 수가 있었을 것이다. 물에 사는 용왕이 강에 사는 자라를 잡아먹는다는 이야기만으로는 싱거워 산에 사는 토끼를 등장시킬 필요가 있는 것처럼 말이다. 아무튼 '심청전'이 도덕적인 가치를 장려하는 내용이라면 별주부전은 의학적인 가치를 퍼뜨리려는 노력일 수가 있다.

자라는 학질(瘧疾)이라고 하는 말라리아 환자를 치료하는 데 널리 쓰였는데 1970년대까지도 휴전선 부근에는 환자가 있었다고 한다. 또 국제 여행이 잦아지고 온난화로 모기 서식지가 확대되면서 환자가 늘 수도 있다. 말라리아 병은 모기가 매개하는 말라리아 원충이 적혈구에 침투하여 증식하고 나오면서 적혈구가 파괴되는 질환이다. 손상되거나 감염된 적혈구는 비장을 통과하면서 대기하고 있는 대식세포에 의해 포식 - 제거되는데 처리할 적혈구가 많거나 대식세포의 기능이 떨어질

수록 혈행이 느려지고 막혀서 비장이 붓는다. 비장으로 들어가지 못한 혈액은 다시 환류하고 처리되지 못한 적혈구가 더 늘어나면 말라리아 원충이 더 증식하는 악순환에 빠진다. 자라를 약으로 쓰면 면역 활동이 활발해져 비장의 부기가 빠지고 말라리아 열을 가라앉혀 '학을 뗄' 수가 있다. 대식세포를 지휘하는 T림프구와 대식세포를 활성화시켜 감염 - 손상된 적혈구를 빠르게 포식하도록 돕기 때문일 것이다.

그렇다면 자라는 어떻게 그런 능력을 갖게 되었을까? 자라도 우렁이를 숙주로 삼는 간흡충에 감염된 물고기를 잡아먹고 감염이 되었을 것이다. 그리고 간흡충을 퇴치하는 기능과 물질을 만들어 냈을 것이다. 물고 물리는 생태계에는 병을 주는 종도 있고 병을 물리치는 종도 있는 법이다. 그렇지 않다면 병을 주는 종이 무한증식하고 숙주가 없어지면 결국 자신도 사라지기 때문이다. 다른 종의 힘을 빌려 인류의 병을 치료하려는 세계관은 한의학의 지혜이며 '모든 종의 조상은 같다'는 유전학적인 사실과도 어긋날 이유가 없다.

현대 의학이 계발한 백신과 면역학의 원조는 우두법cowpox(牛痘法)이다. 소의 젖을 짜는 아이가 마마(천연두)에 걸리지 않는다는 사실을 조사하여 마마에 걸린 소 고름에 접촉되었기 때문이라는 관계를 밝혀냈다. 마마에 걸린 소의 고름을 취해 사람에게 접종해서 천연두를 예방하는 것이다. 한약이야말로 이러한 경험과 관찰, 이론과 실험(임상)의 결과물이다.

우두법이 하나의 과학적인 방법이라면 한의학은 왜 미신이며 민간요법일 뿐인가? 유전학의 아버지인 멘델도 육안으로 관찰하고 실험했을 뿐이며 진화론의 창시자인 다윈도 육안으로 관찰했을 뿐이다. 생리 - 병리 메커니즘(기전)을 현미경으로 확인해서 분자 수준으로 증명해야 과학인 것은 아니라는 증거다. 과학은 이론을 밝히는 게 목적이 아니고 실천(실험, 임상)을 올바로 하기 위함이 목적이기 때문이다.

물론 현미경 없이 생겨나고 발전한 한의학의 한계는 크고도 분명하다. 유방암이나 림프종같이 피부로 드러날 수 있는 경우를 제외하고는 암을 발견하지 못했으며 간암이나 간경화를 고창(蠱脹, 鼓脹)이나 적취(積聚)로, 자궁암이나 자궁근종을 적취(積聚), 징하(癥瘕)로, 겉으로는 드러나지 않고 악액질로 빠지는 많은 경우는 허로(虛勞)로 진단하고 치료했지만 대부분 실패했다. 무엇보다도 병이 진행하고 나중에서야 발견하고 치료를 도모했기 때문일 것이다.

한계가 없는 학문은 없다. 학문이 역사적이고, 사회적인 존재이기 때문이다. 자신의 한계를 인정하는 겸손함과 다른 학문을 포용하는 유연함으로 한계를 극복하려고 할 따름이다. 이 글은 한의학이 현대의학의 성취와 힘을 빌려 암을 치료하는 데 도움이 될 수 있다는 사실을 증명하려는 과정의 일부다.

주사기로 복수를 빼보면 그냥 물이 아니라 소화관에서 흡수되고 간에서 합성되어 심장으로 보내질 영양물질이라는 사실을 알 수 있다. 복수 천자는 원인이 아니라 결과를 줄여보려는 방법이며, 이뇨제 역시 자주 쓰면 오히려 간 기능을 악화시킬 수가 있다. 알부민을 알아내고 합성하여 투여하는 방식은 현대과학의 위대한 성과이지만 역시 원인보다는 과정에 개입하는 것이다. 자라를 약으로 쓰면 아마도 M1형 대식세포가 활성화되어 문맥 주위의 염증 산물을 처리하고, 아마도 M2형 대식세포도 활성화되어 혈관내피세포로 하여금 혈관을 재생하도록 자극할 것이다. 혈관이 재생되면 간으로 혈액이 통하고 간세포도 증식하여 복수가 줄어들며 간암세포가 증식할 자극은 그만큼 줄어들게 된다.

차고 비릿한 자라는 따뜻하고 얼얼한 마늘을 함께 쓰면 냄새에 민감하고 소화력도 떨어진 환자가 먹기에도 좋고 소화에도 좋다. 호중구나 대식세포와 같은 면역세포가 세균과 바이러스에 동시에 감염되면 상대하기 버거워 바이러스를 우선 막으려고 세균은 죽이지 못하고 뱉어버리는데 음식에 쓸 때와 마찬가지로 약으로 쓰는 마늘은 세균의 번식을 막아주며 면역세포가 바이러스에 집중해서 싸울 수 있도록 도와준다.

자라와 마늘이 직접적으로 면역세포를 도와 문맥, 림프관, 쓸개관, 신경을 회복시킨다면 참마와 율무씨, 솔풍령(복령)은 음식물의 소화를 돕고 수분을 흡수하여 소변으로 보내는 데 소질이 있다. 생마는 갈아서

[표 2] M1형 대식세포, M2형 대식세포

특성	M1	M2
형태		
분극화시키는 물질	IFN-γ, LPS, IFN-γ+LPSβ	IL-4, IL-13, Ic, IL-10, GC, GC+TGFβ
형질	전염증성	항염증성
시험관에서 보이는 형태	둥글고 계란 모양	길쭉함, 섬유아세포와 비슷함
대삭 작용 정도	높음	낮음
항원 표현성	높음	낮음
아르기닌 물질 대사	iNOS: Arginine → NO	Arg1: Arginine → Ornithine
항박테리아 능력	높음	낮음
종양에 대한 효과	종양을 공격	종양에 도움을 줌

즙으로도 마시듯이 소화흡수력이 떨어진 간암 환자의 진액(즙)을 보하면서도 복수를 소변으로 빼내는 힘이 있다. 습하면서도 물 빠짐이 좋은 곳에서 잘 자란다. 갈대나 대나무처럼 속이 비거나 성글어 수분의 흐름이 좋은 볏과 식물인 율무 씨도 물 빠짐을 도우며 특히 덥고 습한 염증 환경을 개선하는 능력이 탁월하다.

소나무 뿌리에서 자라는 곰팡이류인 복령은 기력이 약해서 정체된 수분의 흐름을 빨리하고 율무처럼 수분을 흡수하여 말린다. 저령이나 택사처럼 더 강력한 이뇨 약품을 꺼리는 까닭은 간암은 정기(正氣)가 허약한 만성병이고 급성간염처럼 사기(邪氣)가 활발한 병이 아니기 때문이다. 암세포의 증식이 활발하더라도 암세포는 바이러스나 세균처럼 땀으로 내빼거나 구토를 하여 입으로 뱉어내거나 대변으로 빼내거나 소변으로 씻어낼 수 있는 사기가 아니고 사(瀉)할 수 있는 대상도 아니다.

[그림 44] 한약 복용 전(왼쪽)과 한약 복용 5일 뒤 체중(복수) 2kg 빠진 모습(오른쪽)

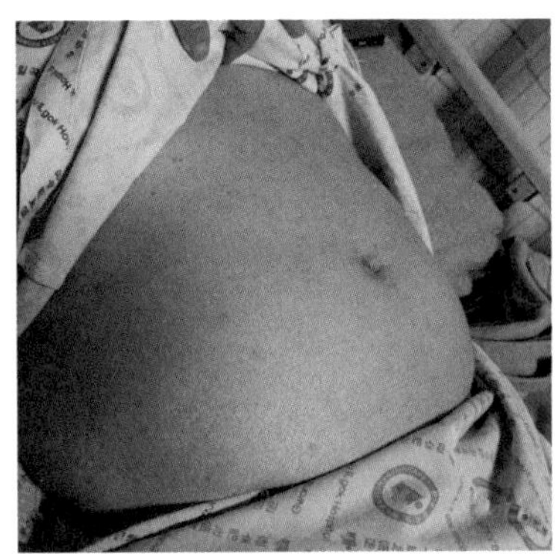

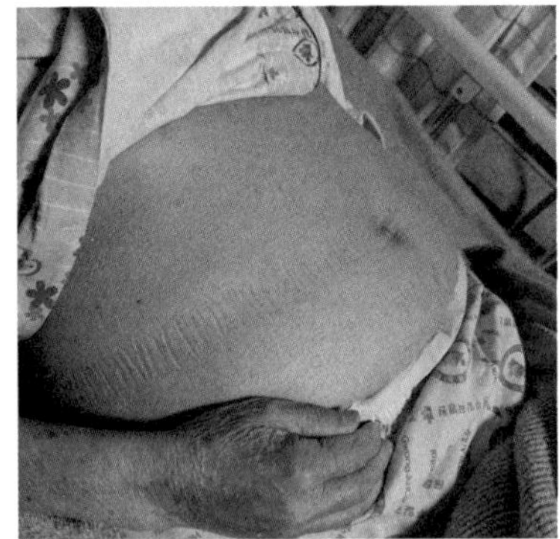

참마와 율무, 복령의 도움을 받으면 풀어지던 대변이 뭉쳐질 수 있으며 대변으로 흐르던 물줄기가 소변으로 돌아가 양도 적고 진한 소변에서 양이 늘고 맑은 소변으로 바뀔 수 있다. 간경화나 간암에서 부종 - 복수가 생기고 소변량이 줄면 크레아티닌 수치가 올라가는 등 혈액에서 노폐물을 걸러내 소변으로 내보내는 신장 기능도 떨어지는데 간으로 들어오는 혈액이 막히고 줄어 신장 사구체 세포가 기아에 빠지며 활동 능력도 떨어져 걸러지는 혈액량도 줄어들기 때문이다.

피로와 권태감, 소화불량

씹지 않고 훌쩍 마시는 음(飮)과 이로 씹어 삼키는 식(食)을 합해서 음식이라고 한다. 입으로 들어오는 음식이 대소변으로 빠져나가는 과정을 한의학에서는 출입(出入)이라고 하고 그중에서도 영양분이 소화기관으로부터 흡수되어 문맥을 타고 간으로 가고 다시 심장과 폐로 올라가는 과정을 승(升), 음식이 입에서 항문까지 내려가면서 찌꺼기로 분리되어 대소변으로 배출되는 과정을 강(降)이라고 하니 합해서 승강출입(升降出入)이다. 사실 모든 암은 해당 기관(또는 관련 기관)의 출입(出入)이 막혀서 생겨나며 암세포가 증식하고 침윤하면 해당 기관(또는 관련 기관)의 출입을 더욱 막는 악순환이다.

유방암은 증식을 반복하는 유방 조직이 림프관으로 퇴출되는 과정이 더디거나 막혀서 생겨나며 담도암, 췌장암은 쓸개즙이나 췌장액의 흐름이 막히거나, 쓸개돌이나 췌장돌에 막혀서 생겨난다. 침샘암이나 전립샘암도 분비관이 막혀서 생겨나고 위나 대장처럼 폭이 넓은 기관도 음식물이나 대변이 오래 머물면서 점막이 과로하고 손상되면 세균이 발호하고 염증물질과 염증세포로 뒤엉켜 결국 조직을 재생할 수 없는 지경에 이를 수 있다. 폐암도 기관(지)과 폐포를 드나드는 외부 물질로 점막이 손상되고 점액이 줄어들어 배출하지 못하면 엉기고 고여서 염증반응과 염증반응의 실패로 이어지면 암이 유발될 수가 있다.

생명은 물질과 에너지의 흐름 속에서 유지된다. 소화기관에서 양분이 간으로 올라가지 못하면 간에서 심장으로 올라오는 양분도 적어 기운이 나지 않으며 기운이 없으면 소화관의 운동과 간문맥으로의 혈행은 더욱 약해지니 악순환에 빠진다. 이때 나서는 장수가 한약재 황기다. 아파트 옥상의 물탱크에 물을 채우려면 전기도 필요한데 물을 끌어올리는 전기처럼 황기가 문맥혈행을 이끌어 상승시켜준다. 간 안에서도 혈압을 높여 더디고 막힌 혈행을 이끌어가니 간세포의 재생도 돕는 것이다. 황기는 기력energy이 쇠약해져 느려지거나 막힌 모든 혈액과 진액을 이끌어 올려 흐르게 한다. 위하수나 장, 자궁의 하수는 인간이 직립 생활을 하는 것과 관련이 많다. 중력을 거슬러 기관이나 혈액이 운행하려면 그만큼 많은 에너지가 필요하다. 황기가 주약이 된다. 인삼도 부족한 기운을 북돋아 주는 훌륭한 약재이며 특히 점액이나 장액 같은 진액이 생기고 흐르는 데 힘을 쓰는 특기가 있다. 당귀는 전기와 같은 기energy가 아니라 물과 같은 물질mass or material로 작용하니 혈액을 보충하고 혈액이 흐르는 데 도움을 준다.

흡수된 영양분이 문맥혈관을 타고 상승하는 힘은 주로 황기에서 빌린다면 음식물이 위, 소장, 대장으로 내려가면서 소화되는 힘은 곡아, 맥아, 산사, 신곡, 계내금 등의 병사들에게서 빌린다. 싹을 틔운 벼와 보리는 특히 탄수화물에 대한 소화효소를 담고 있다. 꽃사과 열매인 산사는 고기, 특히 기름기를 잘 소화시킨다. 누룩곰팡이가 핀 신곡은 메밀이나 팥 등 6가지 약재를 섞어 발효시키기도 하는데 그만큼 다양한 소화력을 가진다. 닭의 모래주머니 안껍질인 계내금은 곡식이나 열매를 씹지도 않고 삼키는 조류의 소화력을 빌려준다.

이가 없으면 잇몸이나마 대신하고 위를 떼어내도 꼭꼭 씹으면 침샘에서 아밀라아제가 나와 탄수화물 소화를 도와준다. 또 소장이 일부분을 맡아 하며 담낭이 없으면 담관이 일부를 대신하고 비장이 없으면 간이 대신하듯이 간의 기능이 떨어지면 나머지 소화기관이 도와줄 수 있다. 암과의 투병은 장기전, 전면전이고 단기전, 국지전이 아니다. 여러 기관과 계통이 앞에서 끌어주고 뒤에서 밀어주어야 한다. 소화관을 타고 하강하는 음식물을 소화하는 데 곡아, 맥아, 산사, 신곡, 계내금의 힘을 빌리면 간세포로 올라가는 양분은 많아지고 간세포가 하는 일은 쉬워진다. 더부룩하거나 구역질이 나고 밥념도 없고 설사를 하는 소화불량 증상을 나을 수가 있다.

소화가 잘되고 대소변량이 늘어나면 부종과 복수가 빠진다. 소화가 잘되고 대소변량이 늘어나 부종과 복수가 빠지면 몸이 가벼워지고 기운도 나 식사량이 늘어난다. 소화가 잘되고 대소변량이 늘어나 부종과 복수가 빠지면 몸이 가벼워지고 기운도 나 식사량이 늘어나며 의욕과 자신감을 되찾고 운동이나 명상도 열심히 한다.

소화가 잘되고 대소변량이 늘어나 부종과 복수가 빠지면 몸이 가벼워지고 기운도 나 식사량이 늘어나며 의욕과 자신감을 되찾고 운동이나 명상도 열심히 하므로 불안이나 분노가 사그라들고 걱정이나 긴장이 풀려 말랑말랑 부드러워진 간으로 혈액순환이 잘되어 꿀잠을 맛볼 수 있다. 그리고 다시 소화가 잘되고 대소변량이 늘어나며 부종과 복수가 빠져 승강출입(升降出入)하는 선순환을 돌게 되니 마땅하지 않는가! 기쁘지 아니한가!

인류의 평균 수명이 는 이유는 보건 - 위생만이 아니라 식량 - 영양 덕이기도 하다. 중환자실에서는 보통의 폐렴이나 욕창만으로도 사망에 이를 수 있는데 순환계와 면역계가 특히나 소화계로부터 영양 보급을 제대로 받지 못하기 때문이다. 부상이나 급성질환에서 동물은 먹이활동을 할 수 없어서 굶기도 하지만 가동하는 데 가장 큰 에너지가 소요되는 소화기관의 작동을 멈추고 면역활동에 집중하는 것이 회복에 더 도움이 되는 전략일 수 있다(이때는 비장이 자기 몸의 세포를 재활용해 최소한의 소화기관 역할을 한다). 하지만 암과 같은 만성 소모전에서는 항상 소화력을 살피고 소화력이 떨어지는 것에 주의를 기울여야 한다. 분업화된 다세포 공동체에서 면역계는 소화계의 보급에 의존하기 때문이다.

햇빛과 물, 공기와 음식을 받아들이고 다시 내보내는 것이 생명 활동의 요체다. 간으로 마땅히 들어와야 하는 것과 간에서 마땅히 나가야 하는 것이 막히지 않고 통하도록 돕는 일이 간암 치료의 요체다. 모든 암 치료가 다 그렇다.

황달

문맥이 막혀 영양분이 소화관에서 간으로 올라가지 못하면 복수가 생기고, 쓸개관이 막혀 쓸개즙이 간에서 소화관으로 내려가지 못하면 황달이 생긴다. 황달은 간염, 간경화, 간암에서 모두 생길 수 있지만 복수는 간염에서는 잘 생기지 않으며 간경화나 간암으로 악화한 경우에 발생한다. 따라서 간경화나 간암처럼 부종이나 복수를 동반하는 경우와 급성간염처럼 부종이나 복수 없이 생기는 황달 치료법은 다르다.

예를 들어 여름철에 김밥을 먹었는데 부패 정도가 심하면 바로 위(胃)에서 구토로 게워내며 덜 심하여 장까지 내려가면 설사를 하여 비워

낸다. 음식물을 통하여 침입하는 항원을 음식물과 함께 빠르게 배출하기 위해서 위액이나 장액과 같은 체액을 이용하는 것이다.

또 예를 들면, 감기 바이러스가 상기도를 침범하면 혈액과 림프액의 흐름을 활발하게 하고 열에 약한 바이러스의 활동을 억제하기 위하여 우리 몸은 모공을 닫아 열을 올리는데 열이 나면서도 한기가 든다. 모공을 닫는 목적은 체온을 빼앗기지 않고 열을 올려서 바이러스의 활성을 억제하기 위함인데 마황, 계지, 행인, 감초를 써서 열은 올리되 땀구멍을 열어서 땀을 배출하면 바이러스도 함께 배출된다. 바이러스가 배출되면 다시 열이 내리고 땀구멍도 풀려 오한이 멈춘다.

간으로 운반되는 담즙색소(빌루리빈)는 간세포가 흡수 - 대사하여 (소엽내의) 쓸개관으로 배출하는데 급성간염에서는 간세포가 빠르게 감염 - 손상 - 손실되어 담즙색소가 흡수 - 대사 - 배출되지 못하고 쌓이면 혈액으로 다시 돌아간다. 발열, 몸살, 근육통, 피로감과 같은 증상이 발생하는데 이는 간에서 일어나는 면역반응에 전신의 혈액과 에너지가 동원되기 때문이다. 이와 함께 구역 - 구토, 식욕이 떨어지고 배가 더부룩하고 대변이 막히는 등 면역반응에 집중하기 위해서 소화계통은 억제된다. 소변이 맑지 않고 소변량도 줄며 비뇨계통도 억제될 수 있다.

따라서 이렇게 대소변의 흐름이 막히는 급성간염에서도 체액을 이용하여 황달을 치료한다. 정상 간에서 분비되는 담즙색소는 대부분 대변으로 배설되고 소량은 소변으로 배설되는데 간염 황달증에서도 막힌 대변을 뚫어주면 간에서 정체된 색소가 배출되며 막힌 소변을 뚫어주면 혈액 중에서 떠돌던 색소가 배출된다. 간에서 쓸개관을 타고 십이지장을 거쳐 쓸개즙과 장액을 대변으로 배출하는 데 인진쑥, 치자, 대황을 쓴다. 체액이 혈장으로 유입되는 양을 늘려 쓸개즙을 소변으로 배설하는 데 인진쑥, 저령, 복령, 택사, 계지(계피), 백출을 쓴다.

급성간염은 황달을 부르고 황달은 다시 간염을 악화시키는데 대소변을 내려서 쓸개즙을 배출하면 간세포로 흡수 - 대사 - 배출되는 양과 속도가 늘어나고 간의 염증이 줄며 간세포가 살아난다.

만성간염에서 진행된 간경화나 간암의 황달증은 담즙의 정체가 간세포의 손상만이 아니라 간 내 쓸개관의 손상을 겸하기 때문에 치료가 복잡하다.

① 복수를 치료하기 위해서 문맥혈관을 복구해야 하는 것과 마찬가지로 황달을 치료하기 위해서는 쓸개관을 복구해야 하니 자라를 써서 염증 현장을 청소하는 대식세포를 추동한다.

② 급성병의 황달에서는 성질이 차고 맛이 쓴 약(인진쑥, 치자, 대황)이나 성질이 따뜻하고 맛이 심심한 약(인진쑥, 저령, 복령, 택사, 계지(계피), 백출)을 써서 중력 방향을 따라 대소변으로 쓸개즙만을 하강시켰다. 반면에 간경화, 간암의 황달 치료는 인진, 대황, 호장근 등을 써서 급성 황달처럼 대소변으로 쓸개즙을 배출시키면서도 다른 한편으로는 성질이 따뜻하고 맛이 단 황기, 인삼을 써 중력에 거슬러 문맥혈액을 간으로 상승시켜 지친 간세포, 혈관 세포, 쓸개관 세포, 면역세포가 보급을 받아 활력을 찾게 해야 한다. 정기가 충분한 급성병에서는 있는 체액을 써서 사기(邪氣)를 배출하면 되지만 암과 같이 정기가 극도로 소모된 환자에게는 부족한 체액을 조달하는 일이 우선이기 때문이다.

끼리끼리, 유유상종이라고 단맛을 내는 황기, 인삼은 문맥의 포도당에 더해져 포도당을 이끌고 간으로 올라간다. 인진, 대황, 호장근의 쓴맛은 맛이 쓴 쓸개즙에 더해져 쓸개즙을 이끌고 대소변으로 내려간다. 특히 인진쑥은 휘발성이 강해 오래 끓이면 약효가 달아나는데 지방을 소화하는 지용성인 쓸개즙산에 더해지니 황달 치료의 주약이다. 이러한 특징을 한의학에서는 '동기상구(同氣相求)'라고 한다.

황달 수치가 낮더라도 가려운 경우가 있는데 모래땅에서 지표면에 바짝 붙어서 옆으로 자라는 백질려(남가새 열매)를 쓴다. 가시가 달린 남가새 열매는 표피에 정체된 빌리루빈을 헤쳐서 혈액 중의 액체 성분인 혈장이 소변으로 기화하도록 돕는 모양이다. 다만 땀이나 대소변으로 체액이 소모되는 경우는 항상 진액과 혈액을 보충하도록 사삼이나 구기자 등을 배합하면 좋다. 참을 수 없는 가려움만 가셔도 얼마나 살 것 같은가!

잠, 수면, 불면증과 분노, 짜증, 화, 스트레스

국화과 식물인 도꼬마리는 빛이 없는 밤에 계속해서 8시간 반 정도를 자야 꽃을 피운다. 만약 중간에 잠시라도 빛이 들면 개화에 실패한다. 가을에 파종하는 밀도 0℃ 근처에서 한두 달 동면을 해야 열매를 맺는 씨앗이 다음 해에 번식을 할 수 있다. 24시간의 하루는 밤과 낮으로 양분되는데 밤은 낮만큼이나 생명 활동에 중요하다. 잠을 안 재우는 고문도 있었듯이 잠을 못 자면 고문이다, 죽을 맛이다, 밤이 두렵고 하룻밤을 나기가 지옥같이 견디기 힘들다. 잠을 못 자서, 잠을 자려고, 입에 대어 버릇하던 술이나 수면제에 중독되는 경우도 적지 않고 마약에까지 의존하게도 된다. 잠을 잘 자고 나면 기분이 좋고 상쾌하며 활력이 생기지만 잠을 잘 못 자면 피곤이 풀리지 않고 몸이 무겁고 찌뿌둥하며 얼굴은 푸석푸석, 머리도 개운하지 않아 의욕을 잃는다. 잠이 보약인 것이다.

미인은 잠꾸러기라고 하듯이 젊어서는 잠이 많아 아름다운 것이다.

엄마 뱃속에서 태아는 밤낮으로 자는 게 일인데 세포 분열이 가장 활발하고 생장 활동이 가장 왕성하다. 젖먹이도 먹고 자고 먹고 자는데 자고 나면 크고 또 자고 나면 또 큰다. 어린이는 낮에 통통통 뛰어놀다가 밤에는 누가 업어가도 모를 정도로 깊게 잠이 든다. 반대로 나이가 들면 낮에도 누울 자리를 찾다가 막상 밤이 되면 잠이 깊지 않아 얕아지고 잠이 많지 않아 적어진다. 초저녁에 한숨이라도 자면 다시 잠들지 못하고 동이 튼다.

나이 들어 잠이 주는 주된 이유는 피가 줄기 때문이다. 여성이 49살을 전후로 생리가 끊기는 이유는 자궁 내막을 도탑게 하여 수정란을 품으며, 태반을 만들어 핏덩이를 빚고, 젖을 물려 갓난이를 길러낼 만한 능력이 더는 안 되기 때문으로 피 공장인 골수가 많이 비고 지방으로 채워진다. 2세를 만드는 과정에서 남성은 정자를 만들어 사정하는 단계까지만 참여하므로 여성에 견주어 피가 줄어드는 표현이 뚜렷하게 드러나지는 않지만 검은 머리가 세고 이도 흔들려 빠지며 생식능력도 떨어지는 것이다. 뱃속에서 낳아주고 품속에서 길러준 이는 다 어머니지만 씨앗이 생(生)겨난 연원이 아버지에게도 있어서 '아버지 날 낳으시고 어머니 날 기르시어'라고 하는 것이다. 하늘이 낳으시고 땅이 기르신다는 표현도 같은 이치다. 나이가 들면 자식을 낳고 기르는 데 쓰이는 피가 줄어들어 제 몸을 적시기에도 늘 부족하다.

혈액세포를 만드는 골수 공간이 줄어들 뿐만 아니라 간을 비롯해 혈장을 만드는 소화계통의 능력도 떨어지고 식구들을 다 보호해야 하는 면역계통도 힘에 부쳐서 혈액량이 줄어드니 노화라는 것이다. 노화가 찾아와 혈액이 줄고 혈액이 줄어 노화되는 것이다. 암과 같은 병으로도 쇠약해지면 혈액이 줄고 혈액이 줄면 병을 견디기가 더 힘에 겨워진다.

혈액은 낮에 왕성하게 활동하는 이목구비와 손발내장으로 흘러 드나들다가 밤이 되어 드러눕거나 잠들어 쉴 때면, 요구량이 줄어든 만큼 해당 기관에서 빠져나오는데 이는 다시 간으로 돌아간다. 간의 무게는 1.2~1.5킬로그램으로 우리 몸에서 가장 큰 장기로서 소화기관에서 흡수한 양분으로 혈장을 만들어 심장으로 내보내며 밤에는 심장을 거쳐서 돌아오는 혈액을 보관한다.

바닷물이 해안가에서 밀물과 썰물의 조류를 만들 듯이 혈액도 간을 중심으로 밤과 낮으로 들고 난다. 이목구비와 수족내장의 활동이 왕성하고 혈액량이 많으면 조수간만의 차이가 크듯이 밖에서 활동하는 혈액 파도의 마루가 높고 간으로 들어와 잠기는 파도의 골도 깊어진다. 반대로 낮에 활동력이 떨어지고 혈액도 적으면 밀물과 썰물의 차이가 크지 않아서 낮에는 비실비실 오히려 졸리고 밤에는 멀뚱멀뚱 되레 깨어있게 되는 것이다.

잠을 자는 잠(潛, 잠길 잠)은 푹 잠긴다는 뜻이다. 둥지로 돌아온 새처럼 정신의식이 간으로 들어온 혈액 속에 잠겨서 가라앉아 잠드는 것이다. 혈액이 간을 벗어나 밖으로 나오면 혈액에 실려 나온 정신의식이 더 이상 잠겨있지 못하고 깨어나 혈액을 동반하여 활동하는 것이다. 혈액이 가는 곳에 정신이 깃들며 정신이 깃드는 곳에 혈액이 가는 것이다. 저혈압이나 저혈량으로 혈액이 머리까지 가지 못하면 어지러워 정신이 흐려지며 쓰러지고, 쓰러져서 머리로 혈액이 더 쉽게 흐르도록 보호조치를 취한다. 그래도 머리로 흐르는 혈액량이 부족하면 말초신경인 이목구비를 닫아서 정신을 잃고, 정신을 잃어서 필요한 혈액량을 줄이고 중추신경인 뇌가 손상되지 않도록 방어한다. 혈액이 들고 나면서 정신도 일고 잃는 까닭이다.

소의 간을 씹어보면 즙이 나오면서 맛이 달착지근하다. 간염, 간경화, 간암으로 세포가 손상되면 혈장 성분을 합성 - 분비하는 능력만이 아니라 잠을 잘 때 돌아오는 혈액을 보관하는 능력도 떨어진다. 잠의 질이 떨어지고 잠을 잘못 자는 것이다. 간세포로 드나드는 혈행이 원활하지 않으면 간세포의 재생 능력이 떨어지고 간세포의 기능이 떨어지면 간이 저장하는 혈액량도 줄어들어 밤을 나기가 편하지 않다.

잠을 못 자는 게 스트레스이고, 스트레스를 받는다는 게 또 스트레스여서 잠을 못 잔다. 작은 일에도 예민해지고 쉽게 짜증이 나며, 잠이 안 와 온라인 게임을 하거나 홈쇼핑을 보고 잠들기 위해서 술을 마시니 악순환이 악순환을 부르고 중독이 중독을 낳는다.

이때 한약의 도움을 받을 수 있다. 아파트 옥상 물탱크의 물이 전기력과 중력을 받아 오르내리듯이 혈액을 간으로 이끌어가는 데에도 특별한 기(氣)가 필요한데 합환피, 야교등, 산조인, 복령, 천궁, 지모, 감초 등의 힘을 빌려 쓴다. 도회지 공원 같은 데서 흔히 보이는 자귀나무는 밤이 되면 잎을 오므려 닫으니 그 수피를 합환피라 했다. 밤낮의 기운 변화에 따라서 두드러지게 반응하는 것이다.

하수오 줄기인 야교등도 얼기설기 감겨서 자라는데 그러한 성질을 이용한다. 산조인, 복령, 천궁, 지모, 감초는 혈액이 머리로 몰리고 내려오지 않아 심장이 불안하고 힘들며 가슴이 답답하고 열이 날 때 혈액을 불러 모아 간으로 이끌고 들어간다. 멧대추 씨인 산조인의 신맛이 간의 밖에서 떠도는 혈액을 간으로 불러 모으는 주요 성분이 된다. 오렌지나 매실 장아찌가 내는 신맛을 생각만 해도 입에다 침을 불러 모으듯이 산조인의 신맛은 특히 간에서 혈액을 불러 모은다.

대동맥을 출발해서 우리 몸의 장기나 기관의 세포로 퍼지는 모세혈

[그림 45] 자귀나무

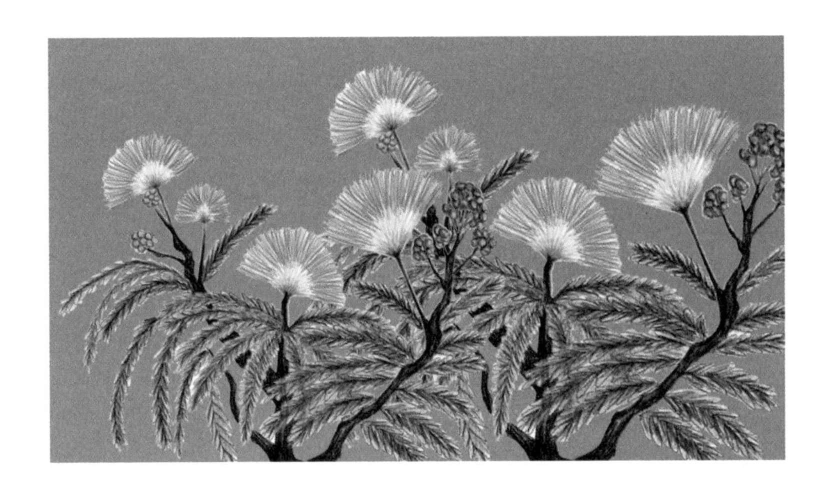

관까지, 흐르는 혈액이야 다 같은 심장의 박출력으로, 즉 혈압으로 가는 것이지 무슨 장기에는 무슨 기운과 무슨 맛이 따로 있어 이끌고 가느냐고 반문할 것이다. 물론 혈액이 혈압의 힘으로 흐르기는 하지만 허파에 가서는 가벼운 가스를 교환하고 콩팥으로 가서는 무거운 오줌을 배설하듯이 혈액의 내용물과 혈액의 하는 일이 다 다르다.

심장에서 허파로 혈액을 올려보내는 데는 60센티미터 이상 깊은 땅속에서 곧게 뻗어 올라오는 황기 뿌리의 힘을 빌려 쓰면 좋다. 허파는 말을 할 때 공기를 내뿜어 소리가 나도록 해주는 기관인데 기운이 없으면 말할 힘도 없어진다. 또 말을 많이 하면 기운이 없어진다. 허파와 허파를 움직이는 근육에 혈액을 보내줄 경우나 간 문맥혈이나 다른 정맥혈 등 인체의 하부에서 인체의 상부로 혈행을 촉진할 때에는 성질이 가볍고 맑아 수직으로 상승하는 황기를 쓰면 도움이 된다. 심장에서 콩팥으로 내려가는 혈행에는 숙지황을 쓰면 좋은데 숙지황은 성질이 무겁고 진하여 밑으로 가라앉기 때문이다.

여름철 무더위에 땀을 비 오듯 쏟았거나 심한 설사로 탈수증이 생겨 혈압이 떨어지고 박동으로 이것을 만회하려다가 심장이 지치면 인삼을 쓴다. 인삼은 맑은 진액이 나오도록 하고 심장의 관상동맥으로 가는 혈액을 이끌어갈 기운을 보한다. 여름철에 삼계탕을 먹는 이유다.

건강하면 느끼지도 못하고 약을 쓸 필요도 없지만 아프면 다르다. 감기가 들면 방문만 여닫아도 오싹오싹 오한이 들고, 비위가 약해지면 음식 냄새도 역겨우며 기운이 없으면 숟가락을 들 힘도 없다. 이때 봄·여름·가을·겨울, 동서남북, 산과 바다, 뭍과 물에서 각기 다른 기운과 방식으로 존재하고 삶을 도모하는 만물의 도움을 받는다.

간암 환자는 혈액을 간으로 이끌고 가는 힘도 부족하기 쉽지만 간으로 들어가는 혈액량도 부족하기 십상이다. 간으로 가는 혈액량이 부족하면 사삼, 맥문동, 생지황, 구기자, 당귀, 작약, 천련자, 울금 등을 쓴다. 사삼, 맥문동, 생지황, 구기자, 작약 등 성질이 서늘하거나 차가운 약재를 쓰는 이유는 간이 분노, 화를 맡아 하는 장기이므로 본래 뜨거운 간의 성질을 찬 약성으로 식혀주려는 것이다(이와는 달리 심하게 놀라면 오금이 저려 주저앉거나 오줌을 지리기도 하는데 공포는 신장의 기운이 움직여 한다. 신장의 혈액을 보하는 데에는 따뜻한 성질의 숙지황, 산수유, 산약 등을 쓰는데 간의 경우와는 다르다). 당귀는 따뜻한 성질로 혈액을 보하며 혈행을 활발하게 한다. 천련자와 울금은 화나 분노의 감정으로 긴장한 간의 기분을 풀어주고 지체된 혈액이 어혈로 되는 것도 풀어준다.

용량이 큰 것보다는 적은 주전자의 물이 빨리 끓고 또 빨리 식듯이 혈액이 줄어드는 갱년기에는 쉽게 예민해지고 열이 나며 화도 잘 난다.

간암 환자도 몸 전체의 혈액량이 적을 뿐만 아니라 간경화나 복수 등으로 간 밖에서 혈액이 떠돌고 간으로 들어가는 혈액량은 더욱 적어진다. 화라는 감정을 낼 때 필요한 물질과 에너지는 간이 맡아서 공급하는데 자주 화를 내면 간이 상하고 간이 상하면 쉽게 화를 내게 된다.

자주 또는 심하게 화를 내면 간이 나빠지는데 간염이나 간경화나 간암으로 간이 나빠도 자주 짜증이 나거나 화가 날 수가 있다. 목에 핏대를 세우고, 눈에 핏발이 맺히고 주먹을 불끈 쥐고 아랫사람이 윗사람에게, 약자가 강자에게 대들 수 있는 경우는 단단히 화가 났기 때문인데 간에서 혈액을 끌어다가 대어주는 것이다.

간은 소화기관에서 흡수한 양분을 받아 필요한 혈액 성분으로 합성해서 심장으로 올려보내고 일부는 쓸개즙이 되어 다시 소장으로 내려간다. 화를 내고 분노를 표현하려면 간에서 얼굴과 사지 - 몸통 근육으로 혈액을 순간적으로 내보내기 위해서 심장으로 올라가는 간정맥혈관은 확장하고 소화관에서 간으로 올라오는 문맥혈관과 간에서 소화관으로 내려가는 쓸개관의 흐름은 막게 된다.

간세포는 품고 있는 혈액을 쥐어짜 심장으로 보내기 위해 혹사당하면서도 문맥혈관에서 영양공급을 받지 못해 굶주리며 담관으로 쓸개즙을 내보내지 못해 중독된다. 간세포가 상하는 것이다. 간으로 통하는 림프관도 닫히는데 면역세포와 면역물질의 교통도 차단되어 평소에 간염이 있는 경우라면 이 틈을 타고 염증이 확산되고 악화된다. 간병이 있으면 화를 잘 내고 화를 자주 내면 간병이 악화되는 악순환에 빠진다.

암은 신체의 약한 곳, 부하가 가중된 곳에서 발병하는데 간염이나 간경화에 스트레스, 과로, 음주 등으로 엎친 데다 또 덮치면 빠져나갈

구멍이 없이 간암에 걸리고야 만다.

간은 간세포의 재생에 의해서 재생된다. 간세포는 석 달에서 다섯 달 정도를 사는데 1년에서 1년 반 정도 지나면 우리가 느끼지 못하더라도 헌 간은 완전히 새 간으로 재생된다. 그런데 암세포는 재생에 실패하자 다시 재생을 시도하는 헛분열 세포다. 헛분열하는 원인은 간염이나 간경화 등으로 문맥혈액, 림프액, 호르몬과 신경 물질 등이 드나들 수 없을 정도로 황폐해져 정상 세포로 분화하지 못하기 때문이다.

간염, 간경화, 간암에서 불면증을 치료하는 것은 간으로 드나드는 물류를 회복하는 것이고 간암으로 되는 원인을 해소하는 일부의 방식이다. 스트레스 때문에 잠을 못 자고 잠을 못 자는 게 스트레스인데 한약은 간의 열을 식히고 간의 긴장을 풀어주며 간으로 들어가는 혈액을 늘려 줄 수 있기 때문이다.

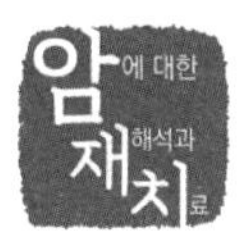

24.
간염(주로 만성 B형 간염) 치료

간염 치료는 간암을 예방하고 치료하는 데에도 중요한 역할을 한다. 간염 바이러스 보균자가 담도(담낭)암이나 췌장암을 앓으면 예후가 더 안 좋을 수 있다. 간이 중요한 장기라서 그렇기도 하지만 직접적으로는 담즙·담석과 췌장액·췌장돌의 흐름에 영향을 미치기 때문이다.

50대를 전후로 하여 간암으로 이어질 수 있는 만성 B형 간염은 대부분 모체로부터 수직 감염된 경우다. 간염 바이러스 보균자라고 하더라도 일부만 간암으로 이어지는 경우처럼 주목할 점은 같은 형제자매 중에서도 간염에 걸리지 않는 경우가 있다는 사실이다. 임신, 출산, 육아 과정에서 엄마의 몸 상태가 달랐다거나 아이의 상태가 달랐던 탓이다.

바이러스가 증식하거나 전염되기에 좋은 또는 안 좋은 체내의 환경 조건이 있는 것이다. '메뚜기도 한 철'이라고 하고 모기도 덥고 습한 여름철에만 활동할 수 있듯이 모기나 메뚜기보다도 훨씬 더 미물인 간염 바이러스도 증식하기에 알맞은 체내 환경이 있는 것이다. 같은 엄마한테서 태어난 같은 핏줄인데도 그 약간의 체내 환경 차이가 간염에 걸리게도 되고 안 걸리게도 되는 결과로 나타나는 것이다. 마찬가지로 간암으로 이어지는 경우도 있고 그렇지 않는 경우도 있는 것이다.

[그림 46]의 화살표처럼 현대의학은 바이러스가 세포에 침투 - 증식 - 탈출하는 과정이나 단계에 개입하여 바이러스의 활동을 직접적으로 억제하거나 차단하려고 한다. 광학 현미경으로도 안 보이는 바이러스

[그림 46] 바이러스가 세포에 침투 – 증식 – 탈출하는 과정

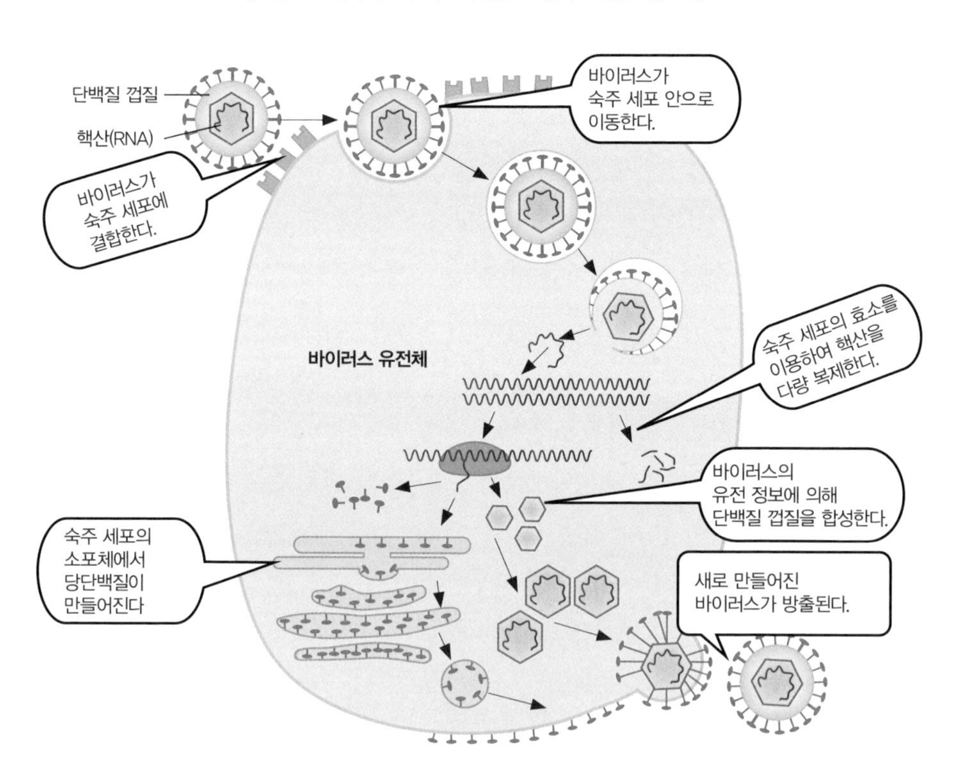

를 찾아낸 것만도 대단한데 바이러스의 이러한 생활사를 밝히고 거기에 개입하는 능력에는 정말 감탄을 금하지 못한다. 한의학은 이러한 방식은 엄두도 내지 못하고 대신 다음과 같이 접근한다.

먼저 간염 바이러스는 덥고(熱,열) 습(濕)한 조건에서 더 활동적이라고 인식한다. 간과 간세포의 덥고 습한 정도는 사람마다 조금씩 다를 수 있다. 예를 들어, 술을 잘 못 마시거나 술을 마시면 얼굴이나 몸통이 잘 빨개지는 사람은 간에 열이 많고 그만큼 습도도 높다고 볼 수 있다. 후덥지근한 기운을 가진 술이 간세포로 전달되기 때문에 이미 간이 후덥지근해져 있는 경우에는 들어오는 술이 더 부담되는 것이다. 간염이 진행하는 경우에는 목과 목 아래가 벌겋고 푸르스름한 실핏줄이 보이며 손바닥에도 붉은 점이 드러나는 이유다.

간은 열에너지를 저장하며, 열이 많고 열을 내는 기관인데 간세포가 합성하고 분비하는 담즙이 잘 배출되지 않으면 간이 후덥지근해진다. 쓸개관은 간의 창문과도 같은데 지방 소화를 돕는 쓸개즙이 시원하게 배출되지 않고 간에 머물면 간이 후덥지근해진다. 예민하고 화를 잘 내면 소화관의 활동과 쓸개즙 배출이 억제되어 간이 후덥지근해진다. 예민하고 화를 잘 내면 소화관에서 흡수한 양분을 간으로 보내는 문맥혈행은 억제되는 반면에 간에서 담고 있던 혈액이 심장으로 일시에 쏠리므로 간세포는 기아와 과로에 시달리게 된다.

간에서 활동하는 면역세포도 보급품이 자주 끊기며 신경계에 의해서 활동이 억제된다. 만약 이러한 조건에 더 가까운 상태에서 엄마가 아이를 갖고 젖을 먹였다면 같은 핏줄에서 태어났더라도 일부는 간염에 걸리는 것이다.

태어난 이후에, 감염과 감염에 대한 염증반응은 간세포와 간 내 쓸개관을 손상시키며 쓸개즙 배출이 순조롭지 않으면 간은 더 덥고 습해져 바이러스가 증식하기에 좋은 조건이 된다. 급성간염을 일으키는 A형 바이러스를 옮기는 어패류를 60~90℃의 물에 데치는 정도로는 바이러스가 죽지 않을 수도 있다고 하는데 앞의 그림에서 보듯이 껍질에 둘러싸인 상태일 것이다. 모기도 알 상태로 겨울을 나듯이 바이러스도 껍질에 둘러싸여 활동을 멈추는 시기에는 극한 기후에도 견디는 것이다.

동물이 먹이활동이나 교미할 때 더 위험에 노출되듯이 바이러스도 껍질을 벗고 증식 활동을 할 때는 체내 환경에 더 민감하게 반응할 것이다. B형 바이러스는 간세포의 핵에 침투한 뒤에도 cccDNA 상태로 오랫동안 증식을 멈추고 잠복기에 잠겨있을 수 있다고 하는데 그만큼 민감하여 증식에 알맞은 조건을 기다리는 것이다.

[그림 47] 간열이 많으면 목 · 가슴 · 손바닥이 붉어진다

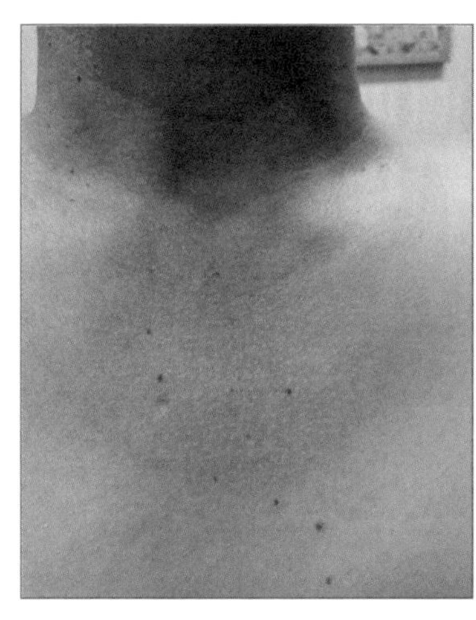

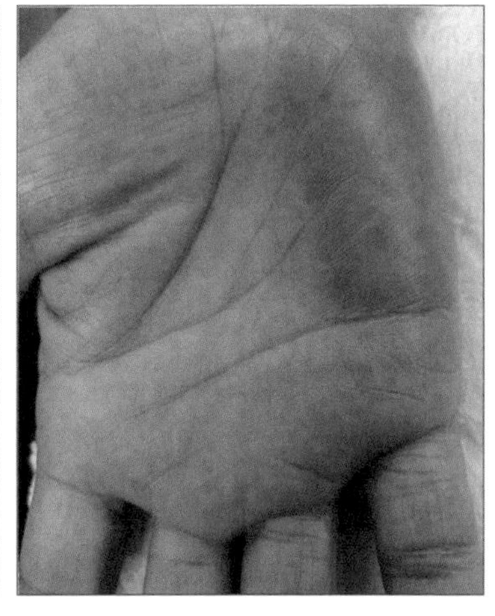

간은 화를 내는 장기다. 화를 내게 할 수 있는 장기다. 화는 동물이 저항하는 먹잇감을 잡아먹기 위해서나, 잡아먹히지 않으려고 저항하면서 맞서 싸울 때 필요한 감정이다. 그 기백과 혈액이 간에서 나온다. 하지만 화를 자주 내면 화를 맡아 하는 간이 오히려 힘들고 지친다. 이때 시호, 작약, 지실, 감초를 쓰면 화내는 간이 누그러진다. 긴장하는 간이 느슨해진다. 화내는 간이 풀어지고 긴장하던 간이 말랑해지면 간으로 들어오는 혈액과 간에서 나가는 쓸개즙의 흐름이 좋아진다. 다시 인삼, 백출, 복령, 진피, 감초를 써서 소화관에서 간으로 올라가는 문맥 혈행을 돕는다. 또 곡아, 맥아, 산사, 신곡, 계내금을 더해 써서 소화관의 활동을 도와 쓸개즙이 십이지장으로 내려가 합류하도록 돕는다.

간이 누그러지고 화도 풀리면 간으로 들어가려던 혈액이 막힘없이 들어가고 간에서 나오려던 쓸개즙이 주저없이 내려가 숨통이 막혀서 답답하고 후텁지근하던 간의 기후가 시원하고 상쾌하게 변한다. 바이러스의 활동력은 약해져 빠져나갈 기회를 엿보게 되고 간세포와 면역세포의 활동력은 강해져 바이러스를 쫓아내려고 하는 것이다. 오랫동안 걱정하고 고생하던 만성간염으로부터 벗어 날 수가 있다.

우리처럼 집과 방, 이불이나 옷, 냉난방기의 도움을 받지 못하는 몸속의 세포나 비세포성 미생물은 자신을 둘러싼 기후 환경과 먹이 조건의 변화에 민감할 수밖에 없다. 한의학은 그들이 활동을 달리하도록 환경을 조금 바꿔준다. 나머지는 그들이 알아서 하도록 하고 자신의 역할을 하는 것이다.

25.
담도암 수술 후 치료

담낭이나 담도를 수술하고 나서 배가 아프고 설사를 하여 밥을 못 먹는 경우가 있다. 보통은 병원해서 특별히 해줄 것이 없어 6개월이나 1년까지도 기다리라고 하고, 또 시간이 지나면 좋아지기도 한다. 하지만 하루하루가 불편하고 고통스러워 삶의 질이 떨어질 뿐만 아니라 아프면 암이 재발하거나 전이하지 않을까 하는 불안감을 떨치기도 어려워진다.

담즙은 간에서 만들어져 담낭에 저장되어 있다가 위(胃)에서 십이지장으로 내려오는 음식물과 때맞춰서 합해져 소장에서 지방 소화를 돕는다. 담도암에서도 담낭을 함께 절제하는 경우가 많은데 담즙을 저장하고 분비 시기를 기다리는 담낭이 없어 내려오는 음식물에 때맞춰서 담즙이 섞이지를 못하므로 담즙을 더 쥐어 짜내려고 시도하는 과정에서 통증이 발생한다.

산모가 출산할 때 느끼는 진통도 산도를 통해서 아기를 쥐어 짜내려는 근육과 신경의 안간힘 때문에 발생하며 생리통도 배출이 잘 안 되는 생리혈을 쥐어 짜내려는 안간힘 것이다. 담석증이나 요로결석증에서도 인체는 막힌 돌을 빼내려고 반응하므로 통증이 발생하는데 이러한 통증을 산통colic pain(疝痛)이라고 하며 보통 통증이 극심하다.

산모의 진통이나 여성의 생리통을 덜어줄 수 있는 것처럼 한약으로 담즙이 잘 배출되도록 도와주면 복통이 가시고 소화도 잘되며 설사도 안 하니 밥도 잘 먹을 수가 있다. 인삼, 백출, 복령, 반하, 진피, 목향, 사인, 감초, 산사, 신곡, 곡아, 맥아, 단삼, 울금, 현호색, 천련자 등을 쓴다. 위장관의 운동과 소화액의 분비를 돕고 담관의 수축력을 도와 담즙이 때맞춰 배설되도록 돕는다. 양귀비과 식물의 알뿌리인 현호색은 직접적으로 진통 효과도 있는데 천련자가 함께한다.

하지만 통증의 근본 원인이 배출되지 않는 담즙을 쥐어 짜내려다가 지치고, 지쳐서 담즙 배설이 더 안 되는 모순에 있으므로 인삼과 같은 보약으로 기력과 진액을 보충해 주어야 한다. 이와 같은 방식은 만성적인 담석, 요로석, 췌장돌, 전립선돌, 침샘돌 등을 배출시키는 데도 통하는데 샘이나 관을 오랫동안 막고 있는 이러한 돌이 해당 기관의 발암요인으로 작용한다.

샘이나 관에서 만들어진 자신의 분비물이 자신의 샘이나 관을 가로막으면 접촉면의 상피세포가 상하고 엎친 데 덮친 격으로 뒤이어 분비되는 효소나 점액, 소화액 등이 또 자신을 소화시키고 손상시킨다. 손상 부위로 세균과 면역세포가 침투하여 얼키고 설키면 다시 더 가로막히게 된다. 면역세포도 이러한 돌들은 포식하거나 분해할 수 없어서 해당 조직의 손상이 깊어지고 넓어져 주변의 혈관, 림프관, 신경 등이 막히거나 손실되면 더 이상 세포를 정상적으로 재생할 수가 없어서 암세포가 유발되는 것이다.

담즙 배설이 잘 안 되어 막히면 간, 담, 췌장의 염증과 암을 유발할 수 있다. 담즙이나 담석을 잘 배설시키면 간, 담, 췌장의 암을 예방하거나 치료할 수가 있다. 암은 암세포가 주범이고 유전자가 교사범이라는 현미경적인 사고 범주를 뛰어넘어 조직 - 기관 - 계통이라는 유기체적인 관찰과 몸과 맘이 하나로 작동한다는 총체적인 관점으로 나아간다면 암을 더 잘 치료할 수 있을 것이다.

26.
위암 수술 후 치료

위(胃)를 밥통이라고도 하고 한의학에서는 음식물을 다 받아들인다고 해서 '음식물의 바다'라고도 부른다. 위를 다 잘라내고도 식도와 소장을 연결시켜 사람을 살려내니 현대의학의 기적과 같은 업적이다. 아무래도 위가 없거나 부족하면 불편한데 조금씩 자주 먹어야 한다.

위는 약간 비스듬히 누운 자루 모양으로, 곧바른 식도에서 내려온 음식물을 위액에 섞어 죽으로 만드는 기관이다. 보통 1.5리터 정도의 음식을 담을 수 있도록 팽창하며 크게는 5리터 정도까지 늘어날 수 있다고 한다. 보통 길게는 4시간 동안 음식물이 위에서 머무르는데 위가 없거나 작아지면 소장으로 곧바로 음식물이 내려가 흡수율이 떨어지고 자주 설사를 하게 되는데 덤핑dumping 증후군이라고 한다.

음식물을 주물러 죽을 만드는 위의 물리적인 운동을 거치지 못하고 또, 화학적으로도 pH 1~2 정도로 강산인 위액과 섞이지 못하기 때문이

[그림 48] 위

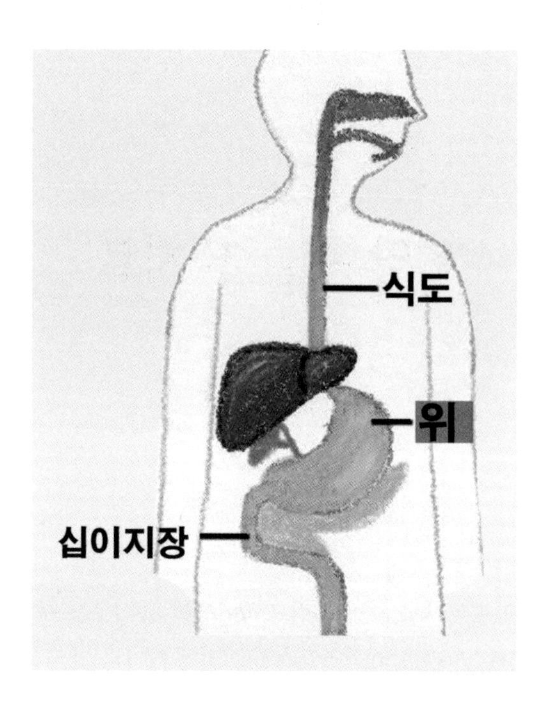

다. 덤핑 증후군을 완화하는 데는 인삼, 산약, 백출, 복령, 백편두, 의이인, 길경, 사인, 감초, 생강, 대추를 쓰면 좋다. 이들은 소장에서 음식물이 천천히 내려가도록 하고 양분과 수분의 흡수를 도우며 대장에서도 수분의 흡수를 돕는다.

인삼은 점막의 흡수 세포에게 활기를 불어넣고 점액 분비도 돕는다. 산약, 백출, 복령, 백편두, 의이인은 종이가 물기를 흡수하듯이 소장과 대장의 점액을 통하여 양분과 수분을 빨아들이도록 돕는다. 사인은 매운맛과 향기로 수분이 기화하도록 도우며, 길경(도라지)은 그 기운이 상승하므로 위장관을 통하여 하강하는 음식물을 제지하여 천천히 흐르도록 하는데 기운을 올려주는 승마나 방풍을 더해서 쓰기도 한다.

위를 수술하여 절제하고 나면 영양실조에 걸리기 쉬운데 식욕이 떨어지고 어지럽고 기운이 없으며 살이 빠지고 손발이 저리며 추위를 탄다. 생강, 대추, 감초의 도움을 받으면 좋고 앞의 약재들이 다 도움이 된다.

위산[HCl]은 단백질 등 음식물의 소화를 돕고 세균 등을 소독하여 죽이거나 억제할 뿐만 아니라 소장과 대장을 따뜻하게 한다. 위산이 식도로 역류하면 가슴이 타는듯한데 위산의 기운이 뜨겁기 때문이며 이에 적응하려고 식도 점막 세포가 장의 상피로 화생[metaplasia](化生)하는 것이다.

위 바로 아래에 위치한 십이지장에서는 뜨거운 산[H^+]을 염기[HCO_3^-]로 중화시켜야 하는데 탄산수소염[HCO_3^-]이 십이지장으로 개구(開口)하는 췌장액의 주요 성분인 이유이기도 하다(한의학적으로, 췌장 내분비액은 혈액 중의 포도당을 조절하므로 비장에 속할 수 있지만 외분비액은 소장의 역할을 도우므로 소장에 속한다고 할 수 있다). 위를 절제하고 나면 자주 설사를 하는 이유 중의 하나가 바로 이 위산이 부족하여 소장과 대장이 데워지지 못하고 차갑기 때문이다. 10℃나 40℃ 이상까지도 되는 일교차나 연교차에도 불구하고 활동하는 인간(유기체)과는 달리 (소화 - 흡수에 관여하는) 세포나 장 내 미생물은 활동하기에 적절한 범위가 아주 제한되며 온도가 조금만 떨어져도 점액을 분비하고 점액에 녹은 양분을 흡수하는데 지장을 받는다. 부자, 육계, 건강, 파고지, 익지인 등은 소장과 대장을 따뜻하게 하여 양분의 흡수율을 높이며 설사나 영양실조를 치료하는 데 도움을 준다.

위암은 스트레스나 과음에서 출발한 경우가 많은데 암세포를 절제하고 나서도 재발하는 이유는 암세포가 남아있어서가 아니라 암을 만드는 원인이 해소되지 않고 계속되었거나 재발하였기 때문이다. 헬리코박터균조차도 스트레스나 무절제한 식습관으로 음식물이 장으로 내려가지 않고 위에서 오래 머물러 위산 분비가 교란되고 위 점막이 손상되는 환경에서 발호한다. 암을 치료하는 일은 사람을 치료하는 일이며 결국 스스로가 다른 사람으로 되는 일이다.

부디 전화위복하기를!

27.
호흡, 명상

암은 세포가 불어나는 병이다. 세포가 자리를 옮겨서라도 불어나는 병이다. 세포가 불어나는 이유는 쓸만한 세포가 없기 때문이다. 쓸만한 세포가 없어서 쓸만한 세포를 만들려고 하나 쓸만한 세포는 만들지 못하고 못 쓸 세포만 늘어나는 것이다. 세포가 자리를 옮기는 이유도 제 자리에서는 쓸만한 세포를 만들 수 없기 때문이다. 다른 자리로 옮겨서라도 쓸만한 세포를 만들려고 하나 이미 환경이 다른 자리에서 자기 자리의 세포를 만들어 내기란 더욱 불가능하다.

유방암 세포가 간이나 폐로 자리를 옮겨 새로운 유방을 만들어 내기란 불가능하고 생명을 유지하기에 바람직하지도 않다. 엄마 뱃속에서 수정란이 분열하면서 없던 장기가 처음으로 만들어지는 발생과정에서는 줄기세포(모세포)가 자리를 옮겨가서 폐도 만들고 간도 만들고 유방도 만들었지만 이미 만들어진 장기에서 다른 장기를 발생시키기란 불가능하다.

실험적으로는 배아(胚芽) 시기 초파리의 다리에서 초파리의 눈 유전자를 발현시키면 눈이 만들어진다. 한 개체의 모든 세포는 똑같은 유전자를 지니는데 초파리 다리의 세포가 가지고 있는 눈 유전자를 다리에서 발현시키는 것이다. 다른 자리에서 다시 기관을 만드는 게 불가능함에도 불구하고 암세포가 전이를 도모하는 까닭은 자신의 기관(또는 장기)을 더 이상 제자리에서는 재생시킬 수 없다는 신호를 받아 배아기(胚芽期)의 줄기세포성 유전자를 발현하기 때문이다.

헛분열하거나 헛전이하지 않도록, 헛분열하거나 헛전이하는 세포가 되지 않도록 하는 방법은 딸세포로 분화할 수 있는 제자리를, 제자리

[그림 49] 암세포가 전이하는 이유, 조직 · 기관 재생

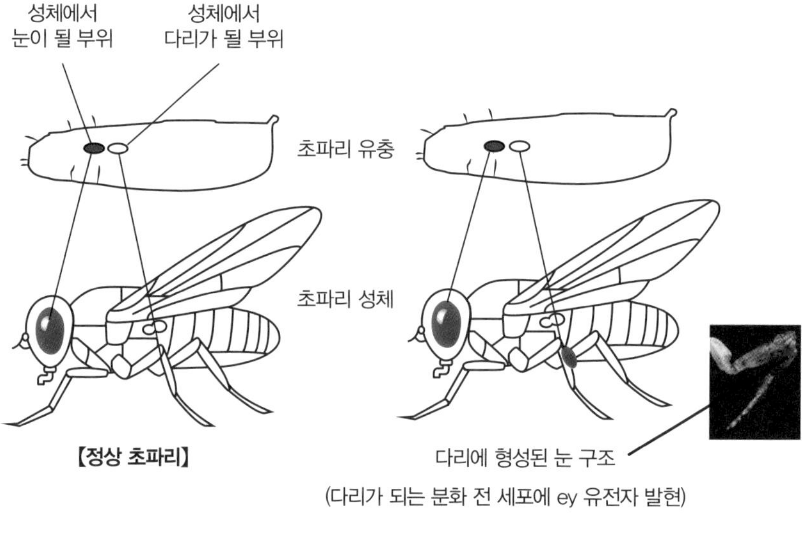

성체에서 눈이 될 부위
성체에서 다리가 될 부위
초파리 유충
초파리 성체
【정상 초파리】
다리에 형성된 눈 구조
(다리가 되는 분화 전 세포에 ey 유전자 발현)

환경을 복원하는 것이다. 제자리와 제자리 환경이 손상되는 가장 결정적인 요인은 중독성일 정도로 반복되는 감정 습관과 행동 습관에 있다. 사실 마음의 감정은 몸의 행동을 유발하기 위한 것으로 감정에서 행동이 나오고 행동에서 감정이 드러난다. 상대방에게 존댓말을 쓰면서 싸우기가 어렵고, 얼굴에 미소를 지으면서 화를 내기가 어렵듯이 존중하는 감정은 존중하는 행동을 유발하고 온화한 행동은 온화한 감정을 일으킨다.

과거의 감정과 행동에서 벗어나려면 먼저 그것을 알아차리고 그 자리에 새로운 감정과 행동을 대신해 넣어야 한다. 알아차리지 못하면 고칠 수가 없고 알아차리더라도 새로운 것으로 대체하지 않으면 옛것이 자리를 비워주지 않는다. 옛것은 사회적인 관계와 개인적인 습관으로 빚어져 완고하게 자리를 잡고 있기 때문에 이제 막 새롭게 자라나는 것을 키우고 단련하여 대체할 힘을 기르지 않으면 안 된다. 마음으로 알고 몸으로도 익혀야 한다는 뜻이다. 노력과 훈련이 필요한 것이다.*

암을 '선물'로 받아들이듯이 대오각성하면 더할 나위 없이 좋다. 어떤 마음이길래, 어떤 생각이길래 암을 선물로 받아들일 수 있는지 다 헤아리지는 못하겠으나 암세포가 투쟁의 대상이 될 수 없다는 사실은 확실하다. 미움이나 원망의 대상이 아니라면 무얼까? 일단 숨을 한 번 크게 쉬고 보자. 쉬어 가는 것이다. 자신이 숨 쉬는 걸 알아차리면, 숨을 쉰다는 걸 알아차리고 숨을 쉬면 들던 감정이나 하던 행동에서 벗어나 쉬게 된다. 숨 쉬는 걸 알아차리면서도 동시에 어떤 생각이나 기억을 해낼 수는 없다. 목숨이 숨을 쉬는데 달려있으니 호흡은 가장 원

---

* 〈암, 투병하면 죽고 치병하면 산다〉, 신갈렙, 전나무숲, 2000.

초적이고 가장 우선하는 행위이기 때문이다. 호흡활동은 신경활동보다 우선한다. 산소호흡기를 끼고 있는 중환자실의 환자를 상상해 보시라. 감정과 의식은 붙들지 못하고 내려놓더라도 호흡에 매달려 갈림길에서 벗어나려고 하지 않는가?

심장 박동은 혈액 중의 산소 농도에 의해서가 아니라 이산화탄소의 농도에 따라 달라진다고 한다. 마음이 불안하면 심장 박동이 불안해지고 심장 박동이 불안해져도 마음은 불안감을 느낀다. 자율 신경계가 작용하는 심장 박동은 마음대로 조절할 수 없지만 숨쉬기는 마음먹기에 따라 조절해서 할 수 있다. 잠수할 때나 음식을 삼킬 때도 숨을 참아야 하지만 말을 할 때도 숨을 참아야 한다. 성대만으로 발성을 하는 것이 아니라 혀와 구강으로 말을 만들어 내는 인간은 일상적으로 호흡을 조절해 버릇한다. 자신의 호흡과 호흡하는 자신을 객관화하여 살피면서 숨을 쉬면 심장 박동이 안정되고 심장이 안정되면 뇌와 우리 몸은 긴장을 풀고 편안해진다. 순환계가 안정되면 신경계가 안정되고 신경계가 안정되면 그동안 억제되고 미뤄졌던 면역계, 소화계, 비뇨생식계 등의 활동이 자리를 잡는다.

암세포를 우리의 의지대로 어찌할 수 없듯이 면역세포도 우리의 의지가 어찌할 수 있는 게 아니다. 유기체인 우리가 할 수 있는 일은 면역세포 등이 자신의 일을 할 수 있도록 도와주는 일이다.

물리적으로 두 사물 간의 거리는 한쪽만 움직여도 달라지는데 인간관계나 성취업무와 같은 대상을 두고도 내가 달라지면 상대와의 관계가 달라진다. 대상은 변하지 않고 가만히 있더라도 내가 변화하면 대상과의 관계가 달라지는 것이다. 호흡이 부드러워지면 심장 박동이 부드럽고 마음도 부드러워져 날카롭게 화를 낼 만한 계기가 줄어든다. 호흡이 여유로우면 심장 박동이 여유롭고 마음도 여유로워져 서운한 감정이 들 만한 계기가 줄어든다. 호흡이 느긋하면 심장 박동이 느긋해지고 마음도 느긋해져 조급하게 애태울 만한 계기가 줄어든다. 호흡과 명상은 상상 이상으로 큰 힘을 발휘하는데 김주환의 책과 유튜브인 〈내면소통〉을 추천하니 '마음 근력'을 길러 암과 암 이후의 삶에서 평화롭고 여유로우며 즐겁고 행복하기를 바란다.

'마음 근력'과 '회복 탄력성'을 기르는 다른 방법도 인용하여 소개한다.

> 사람의 얼굴 표정은 감정과 밀접한 관계가 있다. 긍정적 정서가 유발되면 사람은 웃는다. 그런데 우리가 긍정적 정서를 의식적으로 깨닫기 전에 우리의 얼굴은 먼저 웃는다. 다시 말해서 내가 의식적으로 나의 감정을 느끼는 것은 ~ 아, 지금 내가 기분이 좋구나 하고 느끼는 것은 – 그러한 감정에 따른 나의 얼굴 표정을 변화시킨 이후다. 즉, 긍정적 정서 유발 → 웃는 표정 → 긍정적 정서에 대한 인식의 순서다. 얼굴 표정이나 심장 박동, 근육의 긴장, 땀의 분출 등 내 몸의 변화를 통해서 감정의 변화를 느끼게 된다. 다시 말해서 감정 유발 → 신체변화 → 감정 인식의 순서를 겪게 된다. 부정적 감정도 마찬가지다. 분노라는 감정이 유발되어 심장 박동과 표정 근육 등에 변화가 먼저 생기게 되고, 이러한 신체적 변화를 뇌가 감지하여 화났다는 사실을 깨닫게 되는 것이다. 그렇기에 즐거워서 웃는다기보다는 웃기 때문에 즐거운 것이며, 화가 나서 인상 쓴다기보다는 인상 쓰고 화내기 때문에 분노를 느끼게 되는 것이다.
>
> 감정의 유발과 감정의 인지 사이에 이처럼 신체의 변화가 개입되어 있기 때문에 신체 조절을 통해 감정을 조절할 수도 있다. 대표적인 것이 호흡 조절이다. 긴장하게 되면 호흡이 얕고 빨라져서 어깨 근육이나 얼굴 근육이 경직

되어 우리의 뇌는 긴장하였다는 것을 느끼게 된다. 하지만 이때 근육의 긴장을 풀고 천천히 호흡하거나 복식 호흡을 하게 되면 긴장의 정도가 상당히 완화된다.

긍정적 정서도 마찬가지다. 긍정적 정서를 뇌에 유발시키는 가장 간단한 방법은 그냥 웃는 것이다. 웃는 표정을 짓게 되면 나는 즐겁고 기분 좋다고 느끼게 되며, 쉽게 긍정적 정서에 돌입할 수 있는 상태가 된다. 웃음과 관련된 근육이 수축되기만 해도, 뇌는 우리가 웃는다고 판단하고는 긍정적 정서와 관련된 도파민을 분비하게 된다.

(《회복탄력성》, 김주환, 위즈덤하우스, 2019, 187~188쪽)

심장이 마구 뛰고 숨쉬기가 힘들며 가슴이 답답하고 어지럽기도 하며 이대로 가다가는 죽을 것 같다는 공포감이 들어 구급차에 실려 응급실로 가는 경우가 있다. 흔히 공황장애라는 진단을 받는데 막상 심장에는 이상이 없다는 진단 결과가 나온다. 수영을 못 하는 사람이 물에 빠져서 허우적거리다가 죽을 것 같다는 그런 공포감을 느끼는데 복령, 계지, 백출, 감초(볶은 것)를 쓰면 효과가 좋은 경우가 있다. 복령, 계지, 백출, 감초(볶은 것)가 혈액 중의 수분함량을 소변으로 배출하여 자율적으로 조절할 수 있도록 심장과 신장의 기능을 돕기 때문일 것이다.

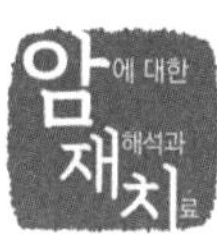

28.
음식

암을 이겨내려면 잘 먹어야 하는데 특히나 암환자는 암으로도 그렇고, 치료 과정에서도 잘 먹을 수 없는 조건이 많다. 먹을 게 없어서 못 먹는 게 아니라 못 먹어서 막상 먹을 게 없는 것이다. 보통 염증과 같은 면역반응은 소화관으로 가는 에너지를 아끼고 면역반응에 집중하기 위하여 식욕이나 소화관운동을 억제한다. 이런 전술은 급성기에는 도움이 되지만 만성기에는 아파서 못 먹고 못 먹어서 더 아프게 되는 악순환을 부를 수가 있다. 못 먹어서 식욕이 없고 식욕이 없어서 못 먹는다. 못 먹어서 기운이 없고 기운이 없어서 못 먹는다.

히포크라테스가 "음식으로 고치지 못하는 병은 약으로도 고치지 못한다"는 말을 남겼다고 하는데 음식이 약이고 약이 음식이라는 뜻이며 그만큼 일상적으로 먹는 음식이 병을 치료하는 데 중요하다는 교훈일 터다. 흔히들 해석하듯이 약으로 못 고치는 병은 음식으로 고쳐야 한다는 뜻은 아니다. 음식을 먹지 못할 정도로 중한 병은 결국 약으로도 손을 쓸 수가 없어서 죽음을 맞이하게 된다는 뜻이다. 따라서 음식만으로는 음식을 먹을 수 있게 도와주지 못하더라도, 약은 음식을 먹을 수 있게 도와주어야 한다. 혈관 주사나 포도당 용액은 자랑할 만한 의학의 성과이지만 오랫동안 먹지를 못 하면 순환계, 면역계도 다 쇠약해져 버틸 수가 없다. 먹어야 사는 것이다. 살기 위해서 먹는 것이다.

한의학에는 수술 전후, 항암 전후, 방사선 전후, 암 전후에 환자가 먹는 걸 도와줄 수 있는 훌륭한 방법이 많다. 한약이야말로 약이자 음식이며 음식이자 약인데 삼계탕이 대표적이다. 추어탕(鰌魚湯)이나 갈비탕, 해물탕이나 곰탕이 다 한약 처방인 사물탕이나 사군자탕, 십전대보탕(十全大補湯)처럼 진하게 끓여 우려낸 음식이자 약인 것이다.

굴전, 해물전, 부추전, 호박전 등 찌짐이, 지짐이가 한약 처방인 화간전(化肝煎), 난간전(暖肝煎)이나 보음익기전(補陰益氣煎)과 같은 식약동원(食藥同源)의 실례인 것이다. 한약은 약으로 먹는 음식이자 음식으로 먹는 약의, 보물 창고와 같아서 자랑할 만하다.

먹지 못해서 먹을 게 없는 환자에게 한약은 음식을 먹을 수 있게 도와준다. 자신의 힘으로, 자기 장기(臟器)의 능력으로 씹어 삼킬 수 있는 경험은 새로운 자신감이자 희망이며 버팀목으로 작용한다. 아프면 평소에 하던 일상에서 멀어지고 멀어진 일상이 그만큼 소중한데 일상적으로 하던 일을 다시 해내면 아픔을 견디고 이겨낼 수가 있기 때문이다.

음식과 소화에 어려움을 겪는 암환자에 유용할 대표적인 한약으로는 인삼, 백출, 복령, 반하, 진피, 생강, 대추, 감초가 있다. 보통 암환자는 소화력이 떨어지기가 쉽고 환자의 소화력이 떨어지면 음식을 경계하는데 강아지 두 마리가 마주치면 몸집 작은 녀석이 오히려 짖고 으르렁대는 것처럼 약하면 미리 경계하는 것이다. 그래서 음식을 눈으로 보거나 코로 맡기만 해도 미리 역겨울 수가 있다. 평소에 마시던 정수기 물마저 비린내가 난다고 하는 경우도 있으니 말이다. 요리할 때 생강을 넣어 비린내나 잡내를 잡아주듯이 약으로 써도 마찬가지다. 생강이나 생강즙은 역겨운 냄새를 잡아주어 음식에 대한 경계를 늦추도록 도와준다.

6월에 보리걷이를 하고 보면 보리 밑둥 사이에서 파랗게 자란 녀석의 뿌리를 캤던 반하(끼무릇)는 역겨움에 반응하여 분수처럼 쏟아지면서 뿜어져 나오는 위액을 진정시키고 오히려 아래로 흐르게 한다. 말려서 묵힌 귤껍질의 향기는 잡내를 잡아주고 위액을 진정시키며 군침이 돌게 하고 식욕을 돋운다. 백출의 향기도 비린내를 잡아주고, 백출, 복령이 위액을 진정시키면서도 위장관의 운동을 돕는다. 인삼은 부족하기 십상인 암 환자의 침이나 위액, 장액의 합성 - 분비를 돕고 인삼, 백출, 복령, 반하, 진피, 생강, 대추, 감초가 다 위장관의 운동을 돕는다.

백출, 진피의 쓴맛이 위액의 분출을 진정시키고 소장으로 흐르도록 이끈다면 대추, 감초의 단맛은 소화액의 분비를 돕고 위장관에서 간 문맥으로 흡수되는 영양을 풍부하게 한다. 이 밖에도 목향이나 사인을 더해서 쓰기도 하는데 그 향기가 잡내를 잡고 식욕을 돋우며 소화관운동을 자극하기 때문이다. 한약을 조제하는 것은 조리를 하는 것과 같아 환자의 입맛에 따라서, 환자의 상태에 따라서 더하거나 덜할 수가 있다.

음식물을 토하지는 않고 헛구역질만 하는 경우에도 쓰면 좋다.

29.
운동

잠을 푹 자고 나면 몸과 마음에 활력이 생긴다. 여유가 생기면 타인과 자기를 더 잘 받아들일 수가 있다. 처음에 먹었던 마음이라도 새롭게 다잡지 않으면 어느새 흐트러지고 마는데 잠을 통해서 마음을, 재설정reset할 수가 있다. 자는 중에 피는 간으로 돌아가 쉬고 뇌척수액이 순환하여 정화를 해준 덕분인데 운동을 통해서도 가능할까?

운동이 좋은 이유, 운동을 해야 하는 이유야 많겠지만 그중 하나는 뇌가 나를 부리도록 내버려 두지 않고 내가 뇌를 부리도록 하는 것이다. 많은 경우 암은 하나의 습관이자 중독이며, 마음의 상처인 트라우마이고 관계와 환경의 결과이기 때문이다. 환경을 바꾸는 것도 필요하지만 경험과 기억, 습관과 중독으로부터 벗어나려면 결국 나를, 재설정해야 한다.

사람이 대체로 오른손잡이인 이유는 심장이 왼쪽에 있어서일까? 어렸을 적에 왜 국그릇을 오른쪽에 놓는 것이 상차림의 예의인지 궁금했는데 옛날에는 밥그릇이 상당히 높아 오른편에 높은 밥그릇이 있으면 오른손잡이가 왼쪽에 있는 낮은 국(그릇)을 떠먹기에는 불편하기 때문이다.

신경과 뇌가 생겨난 이유는 이렇게 전후/좌우/상하를 구분하여 목표를 향해 운동하기 위함인데 한자리에서 먹고살 수 있는 식물의 구조는 대칭이 아니며 전후/좌우가 구분되지도 않는다. 잡아먹히지 않고 잡아먹으려는 동물계에서는 적시에, 적소로 움직일 필요가 있다. 생김새도 앞뒤로 나뉘고 좌우로 대칭이 되어야 한다. 머리가 앞쪽, 위쪽이 아니라 뒤쪽, 아래쪽에 있다면 상황을 파악해서 재빨리 움직일 수가 없

[그림 50] 뇌의 진화와, 호흡과 맥박을 주관하는 뇌간(뇌줄기)

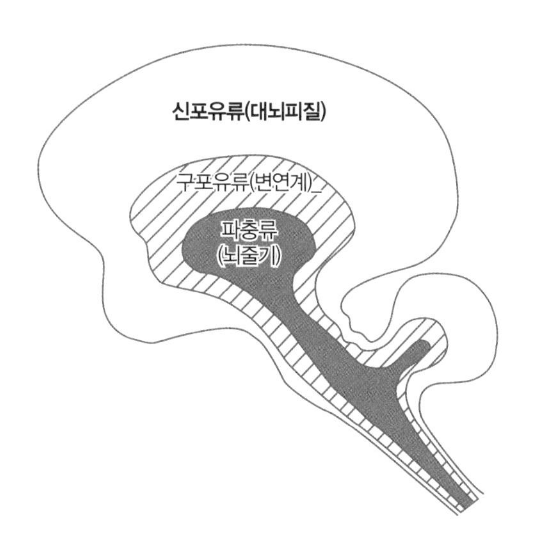

다. 또 대칭이 아니라면 균형을 잡아 안전하게 움직일 수도 없다.

현재의 위치와 옮겨갈 위치를 전후/좌우/상하로 나뉜 좌표에다 설정을 하여, 상황을 파악하는 감각신경과 상황에 대처하는 운동신경을 발동시켜 움직이는 것이다. 따라서 운동을 하기 위해 발생한 뇌는 운동을 통해서 재설정할 수가 있다. 운동을 하면 감정과 기억을 되새김하는 변연계보다는 호흡과 맥박을 주관하는 뇌간, 뇌줄기가 활성화된다. 또 사회인으로서 과민해진 대뇌를 더 쉬게 하고 자연인으로 운동하는 소뇌에 더 의지하게 된다.

미국으로 이민 간 1세대에게는 위암이 많지만 2, 3세대에게는 대장암이 더 많더라는 통계가 있었는데 맵고 짠 음식이 위에 해롭다면 섬유질과 발효식보다는 고기를 주로 먹는 습관이 대장을 힘들게 하기 때문이다. 같은 유전자여도 자극요인, 환경, 필요에 따라서 달리 발현된다는 의미다. 유전자 외적인 요인이 유전자의 발현에 영향을 미치며, 유전자 외적인 요인도 유전될 수 있다는 이론인데 이런 학문을 후성유전학epigenetics이라고 한다.

〈당신의 주인은 DNA가 아니다〉라는 책의 제목처럼 DNA가 나를 발현시키는 게 아니고 내가 DNA를 발현시키는 것이다. 좌우로 대칭인 몸의 구조와 기능 때문에 뇌도 좌반구와 우반구로 나누어졌듯이 뇌가 나의 주인이 아니고 내가 뇌의 주인인 것이다. 어느 암 환자가 생존기에 쓴 것처럼 암이 주는 기회, 목숨을 담보로 한 기회를 살리려면 나를 재설정해서 새롭게 태어나지 않으면 안 된다. 정상세포가 손상되는 환경, 정상세포가 손상되는 기억과 습관, 정상세포가 손상되는 감정과 관계를 내버려 두면 암세포는 결국 내성이 생기고 재발하며 전이할 것이다.

운동으로는 좋아하는 거, 재미있는 거, 할 수 있는 거를 하면 되겠지만 걷기를 추천한다. "네발로 걷다가 두 발로 걷다가 세 발로 걷는 동물이 뭐냐?"는 수수께끼도 있듯이 병이란 일상적인 것을 할 수 없는 상태이고 치료란 일상을 회복하는 것이다. 어느 책에선가 "걸음아 날 살려라"고 했듯이 걸음은 감각신경과 운동신경을 살리고 조화롭게 하는 기본이다.

기운이 없어 어지럽거나 조금만 움직여도 지쳐서 운동을 하기 어려운 경우에는 황기, 인삼, 백출, 진피, 당귀, 감초, 승마, 시호 등을 쓰면 좋다.

암은 재생에 실패하여 재생하려는 질환이다

암에 대한 재해석과 치료

지은이 | 윤성현
그린이 | 늘봄 · 유다인

펴낸곳 | 마인드큐브
펴낸이 | 이상용
책임편집 | 홍원규
디자인 | 너의오월

출판등록 | 제2018 - 000063호
이메일 | eclio21@naver.com
전화 | 031 - 945 - 8046
팩스 | 031 - 945 - 8047

초판 1쇄 발행 | 2024년 11월 18일

ISBN | 979 - 11 - 88434 - 86 - 2 13510